Uma breve história do
Sexo

Claudio Blanc

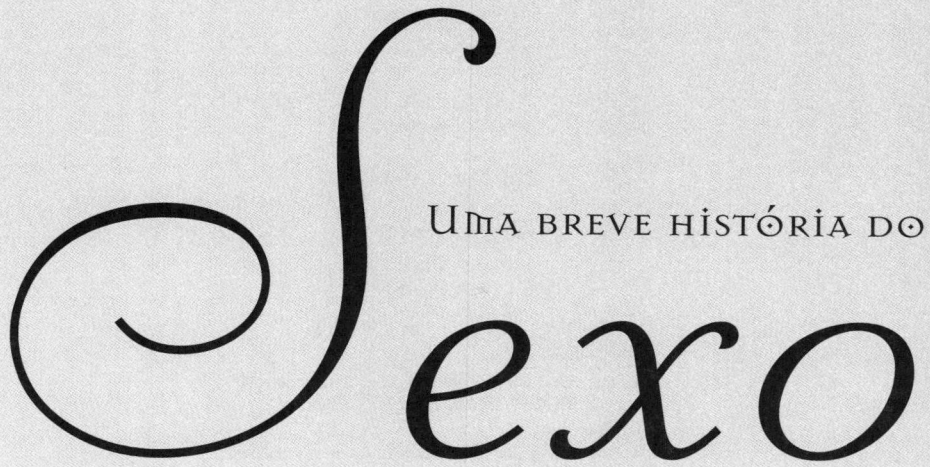

Uma breve história do Sexo

fatos e curiosidades sobre sexo e sexualidade
mais interessantes de todas as eras

São Paulo
2010

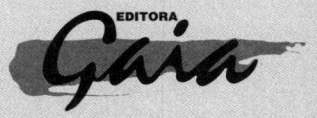

© Claudio Blanc de Moraes, 2008

1ª Edição, Editora Gaia, São Paulo 2010

Diretor Editorial
JEFFERSON L. ALVES

Diretor de Marketing
RICHARD A. ALVES

Gerente de Produção
FLÁVIO SAMUEL

Coordenadora Editorial
DIDA BESSANA

Assistente Editorial
ALESSANDRA BIRAL

Preparação de Texto
ANTONIO ALVES

Revisão
REGINA MACHADO

Capa
EDUARDO OKUNO

Projeto Gráfico
REVERSON R. DINIZ

Dados Internacionais de Catalogação na Publicação (CIP)
(Câmara Brasileira do Livro, SP, Brasil)

Blanc, Claudio
 Uma breve história do sexo : fatos e curiosidades sobre sexo e sexualidade mais interessantes de todas as eras / Claudio Blanc. – 1. ed. – São Paulo : Gaia, 2010.

 Bibliografia
 ISBN 978-85-7555-213-1

 1. Sexo – História. I. Título.

09-08913   CDD-306.7

Índices para catálogo sistemático:

1. Sexo : História : Sociologia   306.7

Direitos Reservados
EDITORA GAIA LTDA.
(pertence ao grupo Global Editora
e Distribuidora Ltda.)

Rua Pirapitingui, 111-A – Liberdade
CEP 01508-020 – São Paulo – SP
Tel: (11) 3277-7999 / Fax: (11) 3277-8141
e-mail: gaia@editoragaia.com.br
www.editoragaia.com.br

Obra atualizada conforme o
Novo Acordo Ortográfico da Língua Portuguesa

Colabore com a produção científica e cultural.
Proibida a reprodução total ou parcial desta obra sem a autorização do editor.

Nº de Catálogo: **3115**

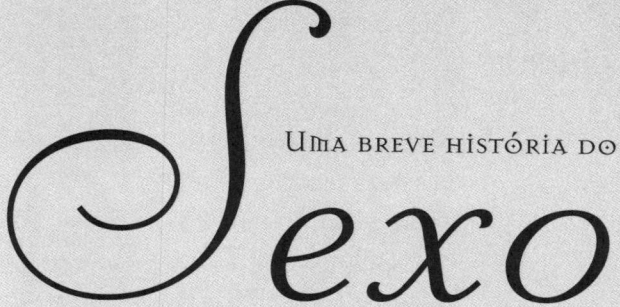

Uma breve história do
Sexo

Sumário

O PODER DO SEXO 9

O SEXO NAS CULTURAS PRIMEVAS 11

    Formas de relacionamento 11
    Crenças e costumes 13
    Com o mesmo sexo 17
    Variação 18

A SEXUALIDADE NA ANTIGUIDADE 21
    Deusas e prostitutas 23
    Hieros Gamos 26
    Gêneros e espécies 28
    Sexo à grega 30
    O sexo dos deuses: sexualidade nos mitos 36
    Roma, a grande cortesã 40
    Dinastia lasciva 45
    Sangue e areia 47
    Sexo de aluguel 49
    As lobas romanas 50
    Enquanto isso, no Oriente... 53

A VIDA SEXUAL NA IDADE MÉDIA 57
    Oriente 59
    Europa 64
    Sexo e a Igreja medieval 69
    Homossexuais 71
    Mulheres medievais 73
    Modos e maneiras 75
    Amor cortês 76
    Trágico e real 78

A Renascença 81
    O jeito renascentista 83
    O sexo dos ícones 88

Os prazeres da Idade Moderna 95
    A era vitoriana: sexo em um período de contradições 108
    Damas nas camas 109
    A lente vitoriana 113
    Sexo e saúde 117
    Um outro lado da era vitoriana 120
    Homossexualismo 121

Idade Contemporânea: o sexo do século XX até hoje 123
    Erotismo à brasileira 125
    Uma nova sexualidade 129
    O sadomasoquista 135
    A revelação de Kinsey 138
    Ménage à trois assassina 141
    A revolução sexual 143
    Sexo e retrocesso 153
    Leis incríveis 155

A pornografia na História 157

Bibliografia 165

O PODER DO SEXO

A espécie humana faz sexo não apenas para fins reprodutivos, mas também como forma de relacionamento social. Grande parte de nossas atividades é motivada, de um modo ou de outro, pelo sexo. Para homens e mulheres, os órgãos sexuais são órgãos sociais.

Mas a maneira com que a sociedade encara o sexo tem mudado com o passar dos tempos. Da Pré-História ao começo da Antiguidade, o ato sexual era praticado como forma de culto religioso. Nesse período, os templos eram mantidos por sacerdotisas-prostitutas. Com o desenvolvimento da sociedade patriarcal e no período entre Idade Média e era vitoriana, o sexo passou a ser visto como instrumento de dominação sobre o indivíduo: diversas instituições procuraram controlar o comportamento sexual e, para isso, elaboraram discursos, instituíram regras e alimentaram tabus. A partir sobretudo da década de 1960, houve uma onda de liberação sexual. O sexo tornou-se uma forma de afirmação da identidade social e política. Grupos se formaram em torno da sexualidade e determinaram tendências de comportamento e, até mesmo, de consumo. No mundo contemporâneo, um bom número de propagandas recorre a imagens sexuais, e filmes e programas de TV não conquistam audiência se não lançam mão do erotismo. A própria moda é um jogo, uma arte sensual de esconder e revelar.

Por toda a História, homens e mulheres têm-se dedicado com afinco ao jogo da sedução. Hoje, e sempre, o sexo nos move, nos incita, nos inspira, nos renova, nos traz a decadência, ou nos leva à redenção. Só muda a maneira como é feito.

O sexo nas culturas primevas

Formas de relacionamento

Ancestrais promíscuos

*E*ntre algumas sociedades paleolíticas – e ainda hoje em certas tribos indígenas das Américas e aborígenes da Índia – a promiscuidade era uma forma comum de relacionamento, pois todos os membros da comunidade mantinham relações sexuais entre si, sem estabelecer vínculos permanentes. As crianças pertencem a todos, não havendo o conceito de pai ou mãe: todos cuidam dos rebentos coletivamente.

Alguns historiadores antigos, como Estrabo, Heródoto e Plínio, mencionam esse costume entre alguns povos. Ao descrever o "estado natural" do homem, o conde e filósofo italiano Alberto Radicati di Passerano (1698-1737) citou como exemplo os "antigos habitantes das ilhas Canárias que, antes de serem descobertos pelos cristãos, sempre haviam vivido no abençoado estado de natureza". De acordo com Radicati, os nativos "se alimentam de ervas e frutas, dormem na floresta sobre folhas, andam nus, e suas mulheres, e todas as outras coisas, são comuns a todos".

O antigo sistema de estabelecer a ancestralidade pela linha materna, uma vez que o pai era desconhecido, também demonstra que em tempos remotos a promiscuidade era uma forma de relacionamento comum.

Troca de esposas

Em algumas sociedades primevas, a troca de maridos ou esposas é comum – e até desejada – em determinadas situações. Entre os inuítes, por exemplo, considera-se um gesto de hospitalidade "oferecer" a esposa para manter relações sexuais com um visitante.

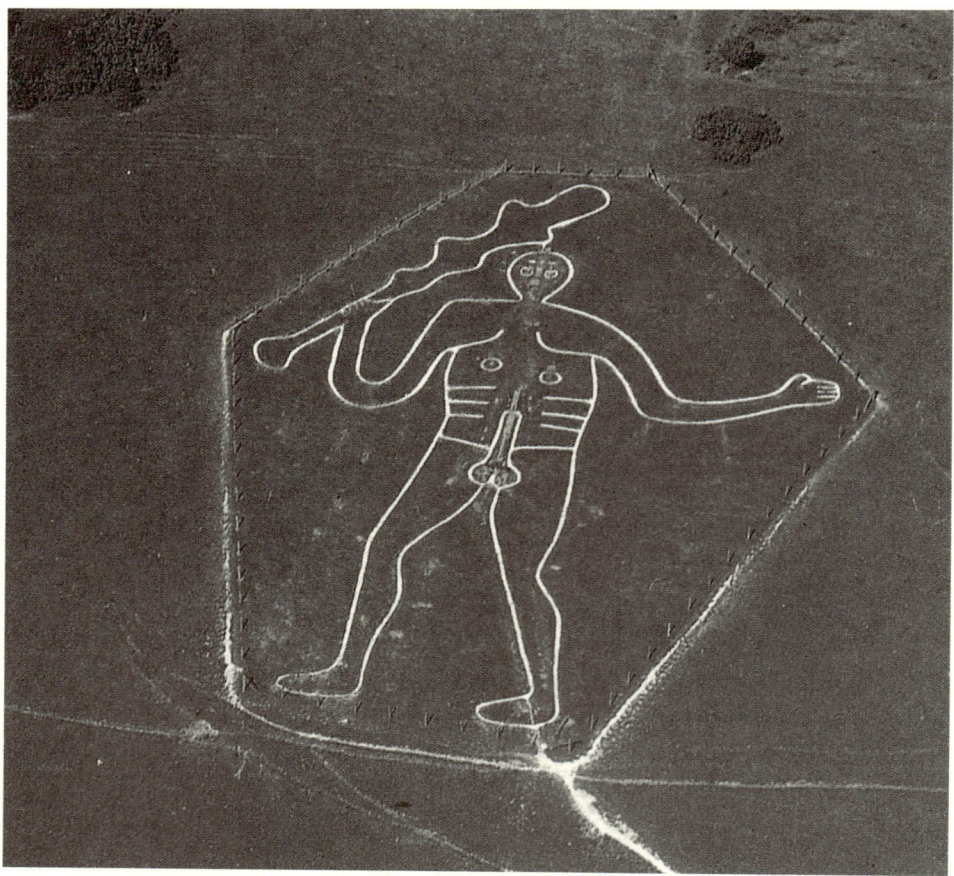

Gigante de Cerne Abbas, Inglaterra

O fim da guerra dos sexos

Entre as culturas primevas as orgias também não eram incomuns e, em geral, eram realizadas em ocasiões específicas. Na Grécia antiga, há relatos de comunidades compostas apenas por mulheres, as quais eram vizinhas de aldeias exclusivamente masculinas. Em determinadas ocasiões, seus integrantes promoviam encontros sexuais coletivos e os filhos gerados nessas ocasiões ficavam com as mulheres, se fossem meninas, ou, se meninos, depois de desmamarem, eram enviados à aldeia dos homens.

Crenças e costumes

O maior pecado

Um dos principais tabus sexuais presentes entre quase todos os povos primitivos se refere ao incesto – embora o que se considera ato incestuoso varie de uma cultura para outra.

Entre os índios *Creek,* do sudeste dos Estados Unidos, qualquer grau de parentesco entre os parceiros já caracteriza a prática do incesto, sendo o homem em geral condenado à morte, e a mulher, se confessar o crime, punida com o "longo arranhão", isto é: diante de toda tribo, ela é despida e uma espinha de peixe é espetada em sua nuca e "arrastada" até o calcanhar, produzindo uma dolorosa incisão. A dor, porém, é menor do que a humilhação que essa punição representa.

Obscenidade

A ideia de que não há vergonha alguma na nudez dos povos nativos do Brasil é equivocada. Na verdade, em diversos grupos indígenas brasileiros, os homens nunca exibem a glande, pois para eles expô-la é uma obscenidade. Para evitar que a glande fique à mostra, eles a cobrem cuidadosamente com o prepúcio (algumas tribos chegam a amarrá-lo), ou, então, com um "estojo" confeccionado para esse fim, preso à cintura, só tirado para urinar ou para fazer sexo. Tal costume causou estranheza entre os viajantes europeus.

Durante sua expedição ao Brasil entre 1815 e 1817, o príncipe alemão Maximiliano von Wied-Neuwied descreveu em seu diário os índios Pataxó do interior da Bahia: "chama a atenção o costume de amarrar uma certa parte do seu corpo, o prepúcio, com uma planta trepadeira, adquirindo, em vista disso, um aspecto muito estranho".

Vagina dentada

Uma lenda comum em diversas culturas antigas é a da vagina dentada. Povos de todos os continentes contam histórias sobre mulheres cuja vagina tem dentes, os quais decepariam o membro de um possível amante. As lendas eram contadas aos homens como um aviso sobre os perigos de se fazer sexo com uma estranha.

Comida fértil

Diversos grupos indígenas do norte do Brasil não conhecem a função reprodutiva dos testículos e acreditam que o esperma, que seria produto dos alimentos ingeridos, vem da parte inferior do abdômen. Por isso, muitos deles acham difícil ter ereção quando estão com fome!

Eros e Tanatos

Um ritual radical, no qual as instâncias mais prementes da vida, isto é, o impulso sexual e a certeza da morte são vividas da maneira mais intensa e real possível, é uma cerimônia de iniciação de jovens realizada, até poucas décadas, pelos nativos da Nova Guiné. Enquanto uma multidão de guerreiros dançava, cantava e tocava tambores, uma jovem enfeitada como a deusa que ela incorporava deitava-se sob uma cabana de toras e iniciava sexualmente os rapazes. Um a um, os jovens – em geral um grupo de seis a dez – entravam na cabana e mantinham relações com a moça. Quando, porém, o último deles estava em pleno abraço amoroso, as toras que sustentavam o teto da cabana eram retiradas, e a cabana desmoronava, matando os amantes. Em seguida, os celebrantes ateavam fogo na madeira, e, quando o fogo se transformava em brasa, os canibais se serviam da carne dos corpos que, na união sexual, se fundiram – como era, segundo sua mitologia, no início dos tempos.

Abstinência pela força

Os membros de algumas tribos indígenas norte-americanas acreditavam que o ato sexual reduzia o poder do homem. Por isso pensava-se que, para se obter sucesso numa caçada, era preciso abstinência sexual. O mesmo princípio também se aplicava à guerra. Os guerreiros *Creek*, por exemplo, evitavam manter relações não só durante as campanhas, mas também três dias antes e três depois das batalhas.

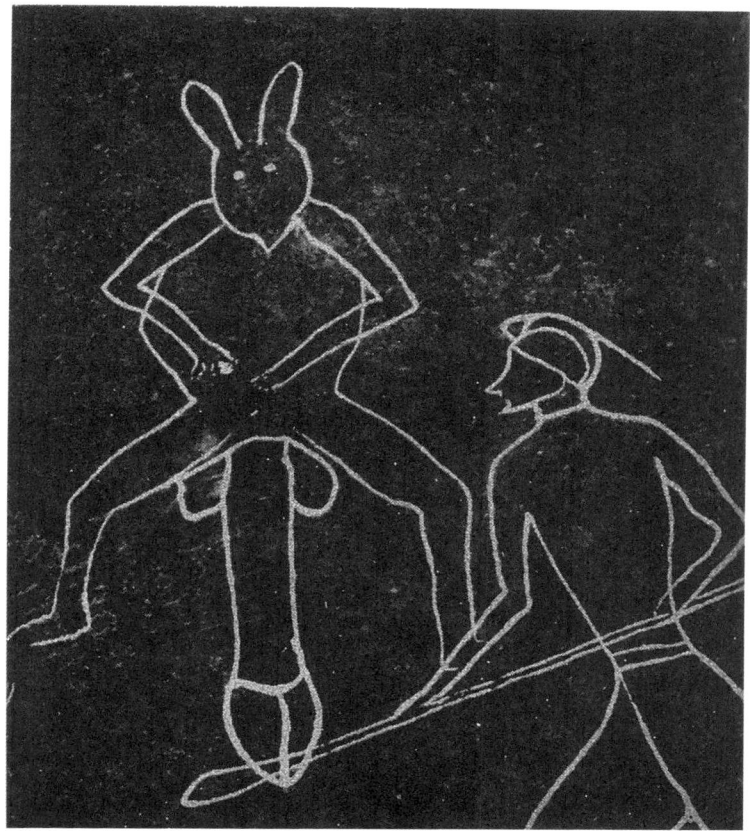

Pintura rupestre, 5000 a.C.

Visão fatal

Os *Shoshone*, dos Estados Unidos, acreditavam, como outras tribos, que ver o órgão sexual feminino podia causar cegueira ou mesmo morte.

A etiqueta desse povo exigia que as mulheres se sentassem com as pernas fechadas. Como medida preventiva, as saias das mulheres eram cortadas em tiras, pois, se elas se descuidassem e sentassem com as pernas abertas, as tiras cobririam seus genitais. Uma tarefa tradicional dos irmãos ou parentes homens das moças *Shoshone* era atirar um pedaço de pau ou qualquer objeto que estivesse à mão em direção à parte interior das suas coxas sempre que ela se sentasse com as pernas abertas.

Sem abraços

Um tabu recorrente entre os índios norte-americanos proibia que homens e mulheres tocassem a pele um do outro durante o ato sexual. Como isso dificultava sobremaneira a relação, criou-se um traje de couro para as mulheres, com uma abertura na região genital. Cada clã tinha alguns desses trajes, mantidos como objetos sagrados, que podiam ser usados por suas mulheres.

Atraindo boa sorte

Quando a caça ainda era abundante nas pradarias norte-americanas, durante o outono, os índios *Mandan* executavam o rito de "chamar os búfalos", para atrair boa sorte nas caçadas e garantir fartura no inverno. Numa cerimônia de quatro dias, os anciãos da tribo, reunidos em uma cabana cerimonial, incorporavam os búfalos. Todas as noites, as jovens da tribo iam visitar os "bisões", acompanhadas de seus maridos. Nessa ocasião, estavam invariavelmente nuas, mas envoltas em um cobertor. O marido, então, apontava um ancião de seu clã à mulher, o qual ela abordava, oferecendo alimento e convidando para dar um passeio. O homem podia aceitar o convite e manter relações com a moça, o que correspondia a fazer sexo com um búfalo. Dessa forma, acreditavam os *Mandan*, a manada seria atraída para perto do acampamento, e haveria abundância naquele inverno. Uma jovem que "anda com os búfalos" podia chegar a abordar até dez anciãos numa mesma noite, garantindo grande sorte para seu marido.

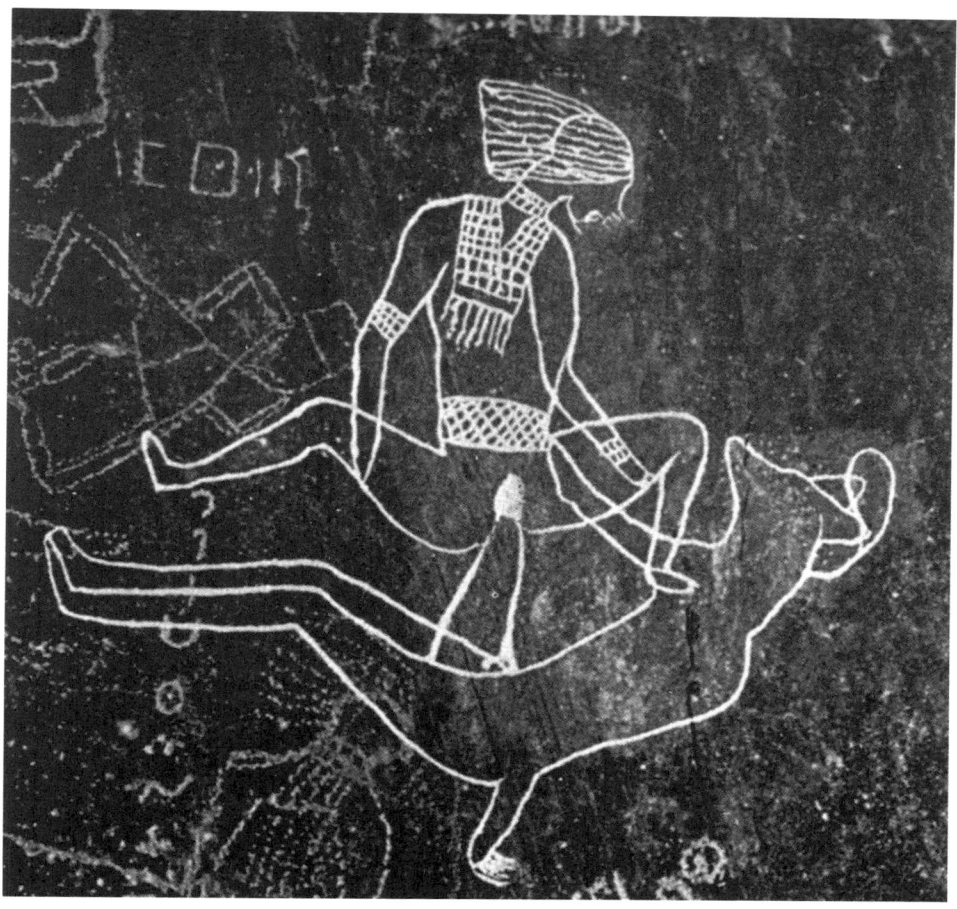
Pintura rupestre: mulher mantendo relações com figura zoomórfica

Com o mesmo sexo

Dois espíritos

Entre as sociedades indígenas norte-americanas, há homens que se vestem e se comportam como mulheres e assumem todas as suas responsabilidades sociais e práticas sexuais. Eles dizem sentir em seu íntimo tanto o espírito masculino como o feminino. Os Dois-Espíritos, como são chamados, ainda na infância ouvem um apelo interior para adotar irrestritamente o gênero feminino. Em geral, eles são poderosos xamãs, tão respeitados pela tribo que muitos guerreiros não titubeiam em se casar com esses Dois-Espíritos.

Casamento homossexual

Na África, entre os *Azande* do Congo, homens maduros costumavam se casar com jovens do mesmo sexo. Apesar de ser uma união temporária, pois os rapazes eram liberados para se unir a mulheres quando atingiam a idade adulta, seu marido pagava um dote a seus pais, como teriam feito com qualquer noiva do sexo feminino.

Variação

A outra porta do prazer

O povo *Moche*, do Peru, uma complexa cultura anterior à inca que se desenvolveu nos primeiros séculos da nossa era, tinha uma incrível preferência pelo sexo anal heterossexual. A sofisticada cerâmica erótica produzida por essa cultura retrata cenas dessa prática entre homens e mulheres numa proporção 31% maior que qualquer outra modalidade sexual reproduzida nos vasos.

Garantia

Em diversas culturas primevas, o fato de as mulheres assumirem o papel passivo no sexo anal num contexto heterossexual é aceito, em especial como método contraceptivo.

Sem repressão

Para os Yanomami, do norte do Brasil e da Venezuela, a sexualidade, seja a dos adultos, seja a das crianças, nunca é reprimida – desde que discreta e limitada. Os mais velhos falam abertamente sobre sexo, sobre o papel do ato sexual e sobre o prazer que ele proporciona. Não se esconde nada dos pequenos. Crianças e adolescentes praticam sodomia com naturalidade, sem nenhum sentimento de culpa. Aliás, a sodomia é, na verdade, um gesto de afeição praticado entre cunhados, primos de primeiro grau e até mesmo entre irmãos. Curiosamente, embora não seja estritamente proibida, a relação sexual entre irmão e irmã é escandalosa, ao passo que aquela entre dois irmãos é considerada normal. Já o sexo entre cunhados é uma forma de sedimentar o parentesco. A relação homossexual com o cunhado prefigura o relacionamento heterossexual com a irmã dele. Na relação homossexual entre primos, por sua vez, os mais velhos assumem o papel ativo e os mais novos, o passivo.

Brincadeirinha

Não é incomum os meninos Yanomami "brincarem" de cópula, friccionando o pênis na vulva das meninas, sem chegar à penetração.

Aprendendo com a natureza

Outra brincadeira sexual dos meninos Yanomami é copular – ou tentar – com peixes e aves. Também é comum, depois de um banho no rio, fazerem pequenos buracos na areia onde colocam seu membro, como se estivessem fazendo sexo com uma mulher.

Controle

Embora haja enorme liberdade sexual entre meninos e meninas Yanomami, certos tabus são mantidos pelos mais velhos com o intuito de inibir um pouco as relações sexuais. Segundo eles, iniciar a vida sexual precocemente leva à queda dos pelos pubianos.

Escuridão

O incesto também é desencorajado entre os Yanomami, mas não há punição física ao casal. Na verdade, não é raro irmão e irmã, ou primos de primeiro grau, se entregarem ao ato sexual. A forma de desestimular esse tipo de relacionamento é, mais uma vez, o tabu. Uma velha lenda Yanomami conta que nos tempos míticos, os jovens começaram a fazer sexo com suas irmãs. Isso fez que o Sol não nascesse mais, e uma fria escuridão envolveu o acampamento. Quando a lenha que os aquecia acabou, os índios começaram a sentir frio, e aqueles que não tinham cometido incesto saíram em busca de mais madeira e descobriram que o Sol se erguia normalmente fora da aldeia. No entanto, ao voltarem para avisar os casais incestuosos, descobriram que eles tinham se transformado em bichos-preguiça.

Crime passional

Apesar da liberdade sexual dos Yanomami, o ciúme também está presente entre eles. Assassinatos ou tentativas de assassinato passionais não são incomuns e dividem os clãs, levando, em geral os homens, à rivalidade.

A sexualidade na Antiguidade

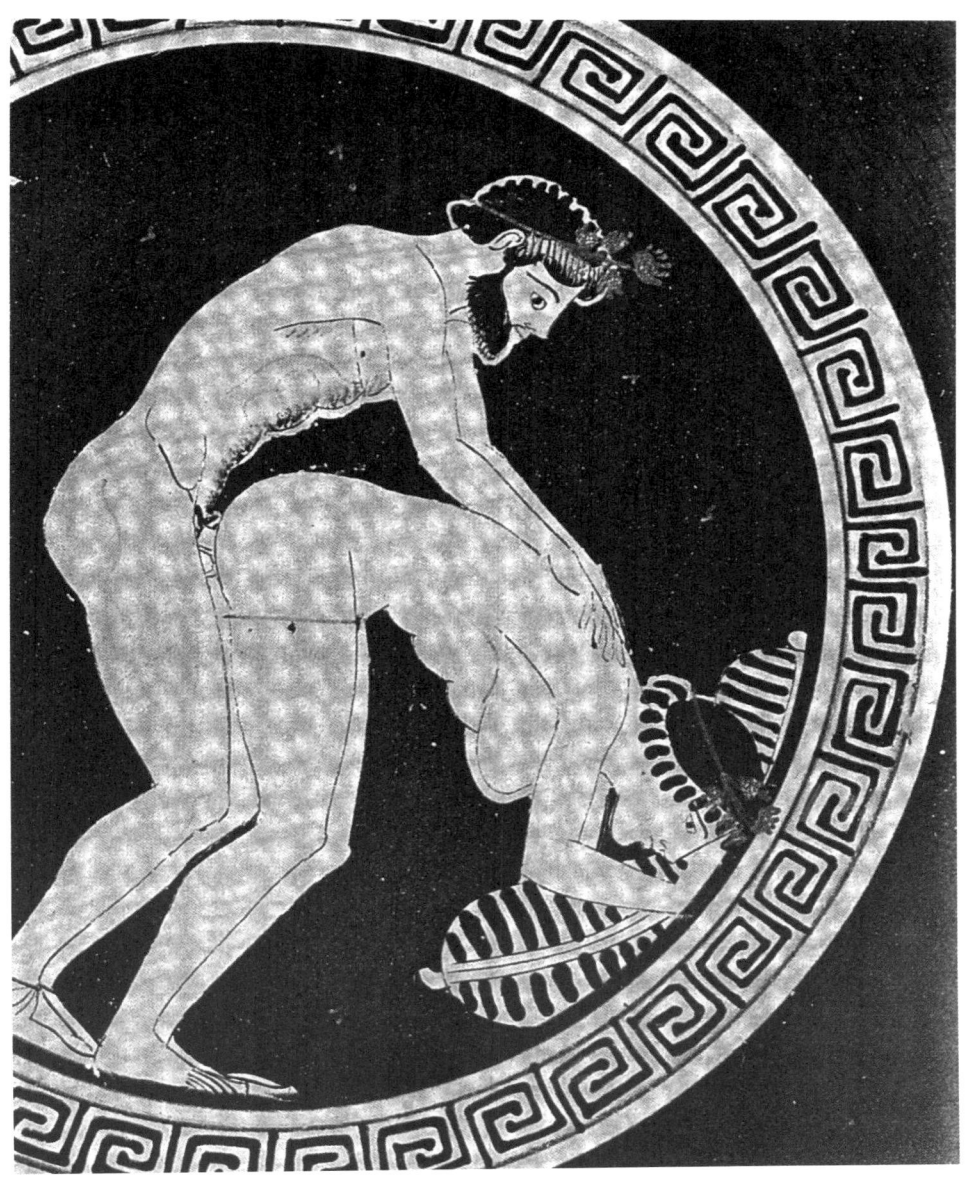

Deusas e prostitutas

Sexo e criação no primeiro texto assinado

O texto produzido pelo primeiro autor conhecido é um poema, escrito em caracteres cuneiformes da Babilônia, dedicado à deusa do Céu e da Terra Inana. Foi composto há aproximadamente 4 mil anos pela alta sacerdotisa e poetisa babilônica Enheduana (c. 2280-2200 a.C.). O poema de Enheduana, a primeira pessoa a assinar um texto literário, celebra o impulso vital e a alegria criativa do sexo, atestando que na Antiguidade a natureza sexual era tida como um aspecto integral da natureza espiritual. Em um trecho, o texto conta que "Inana, rainha do Céu e da Terra, colocou a *shugura*, a coroa, em sua cabeça. Ela foi ter com o pastor; recostou-se na macieira, e sua vulva era linda de se ver. Alegre com sua bela vulva, a jovem Inana regozijou. Disse ela: 'eu, a rainha do Céu, visitarei o deus da Sabedoria...'".

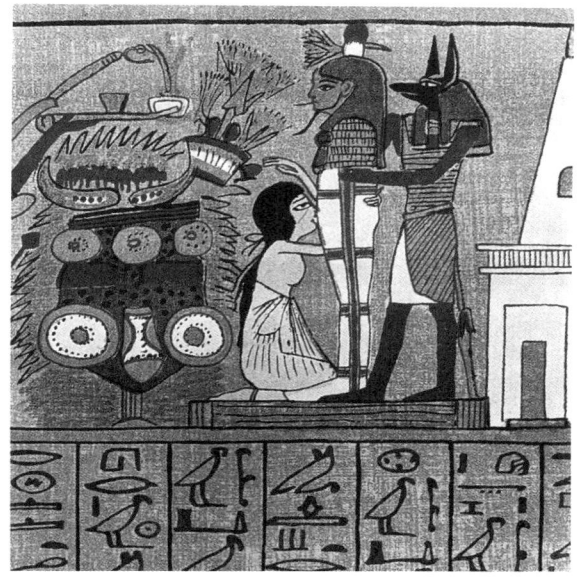

A animação do falo, rito egípcio, 18ª dinastia

Obrigações sacerdotais

Na antiga Suméria, na Babilônia e no Egito pré-dinástico, a Grande Deusa – Inanna, Ishtar, Astarte, Isis, Ostera, conforme o lugar – dominava a religião pré-patriarcal. Uma das principais formas de culto à deusa era o ato sexual. Suas sacerdotisas tinham o sexo como uma obrigação religiosa. Eram as "prostitutas sagradas" ou "prostitutas do templo". Se um homem quisesse louvar a Grande Deusa, ele devia fazer sexo com ela, ou melhor, com uma das suas sacerdotisas. Após ir até o templo e ter relação com uma religiosa, ele fazia uma doação ao santuário. Acreditava-se que essa homenagem prestada à Grande Deusa sob a forma do ato sexual trazia ao devoto bênçãos, riquezas, saúde e poder. A própria Terra garantiria isso.

Santas prostitutas

As prostitutas sagradas dos templos da Suméria, da Babilônia e do Egito tinham uma posição elevada na sociedade. Elas eram conhecidas e respeitadas pela beleza, pelo conhecimento, como agentes de cura e profetisas. A palavra hebreia *zonah*, que quer dizer tanto "prostituta" como "profetisa", remete aos atributos das sacerdotisas.

Dança erótica

As prostitutas sagradas do Egito ptolomaico, as *horae*, marcavam a passagem das horas da noite por meio de danças eróticas. Eram chamadas as "Senhoras da Hora". Alguns autores afirmam que a atual dança do ventre deriva dessa antiga dança.

O costume continuou, ao menos em termos de nomenclatura, até outros tempos. Durante a Idade Média, monges e freiras marcavam as horas noturnas pela leitura do *Livro das horas*.

Templo de mulheres

A palavra "harém" já teve um significado bem diferente do atual. O termo – que deriva da deusa *Har*, um aspecto da deusa babilônica do sexo Ishtar como "Mãe das Prostitutas Sagradas" – já significou "templo de mulheres", isto é, o local onde as prostitutas sagradas executavam seus rituais sexuais.

Devadássis

Na Índia, eram muito comuns os templos-bordéis. Existiram desde os tempos pré-bramânicos e continuaram até o século XIX. Os templos eram mantidos por uma ordem de sacerdotisas, as *devadássis* – de "deva", deus, e "dasi", servidora –, que, além de estudarem as artes, cantarem, tocarem instrumentos e comporem divinamente, se prostituíam de maneira lasciva. As estátuas dispostas na entrada indicavam tudo o que as devadássis faziam no interior do templo: são cenas de cunilíngua, felação, sexo a três simultaneamente. A intenção era justamente a de incitar os devotos a se entregarem a uma intensa celebração de êxtase sexual – mediante um donativo, claro. Alguns desses templos eram enormes. O de Tanjore, por exemplo, era atendido por mais de quatrocentas devadássis. Durante a invasão islâmica da Índia, nos séculos XV e XVI, centenas desses templos foram destruídos em todo o subcontinente, mas a instituição das devadássis continuou. Foi só no começo do século XIX que os britânicos proibiram as *nautch-girls* ("bailarinas"), como se referiam às prostitutas sagradas. Hoje, de todos os templos-bordéis, restaram apenas o complexo de Khajuraho, com cerca de oitenta desses santuários, e os templos de Konerak e Bhubaneshwar.

Fonte de receita

O templo-bordel tinha um peso incrível na vida da Índia. Além de servirem à satisfação sexual dos homens, a arrecadação obtida pelas devadássis era uma fonte de receita vital para a classe sacerdotal, os brâmanes, além de engordar o tesouro real pelo pagamento de impostos.

Fornecedores

Era comum os pais hindus, seguindo uma recomendação das sagradas escrituras, darem as filhas aos templos para se tornarem devadássis, ou sacerdotisas-prostitutas. Um texto em particular, o *Bhavisya Purana,* recomenda a compra de "belas moças" para serem oferecidas aos templos. Esse ato possibilitaria alcançar um determinado estado divino de consciência. Tanta devoção fez que o número de devadássis aumentasse incrivelmente.

Hieros Gamos

Na Antiguidade, o sexo era entendido como um aspecto sagrado da humanidade, fonte de força, fertilidade e poder. Essas características eram invocadas num ritual encenado nas sociedades agrícolas, da Mesopotâmia à Irlanda, e que continuou a existir em muitos desses lugares até cerca de 500 d.C.

Hieros Gamos significa "casamento sagrado", em grego. Para garantir a fertilidade da terra, uma vez por ano era executado esse ritual, no qual os deuses e deusas da fertilidade – na verdade sacerdotes e sacerdotisas vestidos como divindades – mantinham relações sexuais.

O festival começava com uma procissão em celebração do casamento sagrado, seguida por uma troca de presentes. Então, havia um rito de purificação e a festa de casamento, propriamente dita. Depois, era preparada a câmara nupcial, onde, à noite, o sacrocasal se reunia para executar a união do deus e da deusa pelo ato sexual. Às vezes o deus ou a deusa se "casava" com um/a mortal; outras, era o rei que desposava uma mulher que simbolizava a terra, a qual dependia da sua força masculina para frutificar.

Os ritos de casamento sagrado eram uma parte central no antigo paganismo. O casamento sagrado também podia ser executado como um instrumento de iniciação espiritual.

Deus do Êxtase

Na Grécia, uma das variações do casamento sagrado, ou *Hieros Gamos*, era celebrada durante o festival *Anthesteria*, em honra a Dioniso, a versão grega do deus romano Baco – deus da vinha, do vinho e do êxtase místico.

Como o primeiro homem a fazer vinho ofereceu sua esposa a Dioniso, durante o *Anthesteria*, que durava três dias, também a rainha, ou *basilinna*, era oferecida como esposa ao deus. Em Atenas, nos primeiros tempos, a união entre eles acontecia depois do pôr do sol do segundo dia, no *Boukolion*, ou "estábulo do touro" – uma pequena casa na Ágora, o mercado e centro nervoso da cidade.

Contudo, ninguém sabe ao certo o que acontecia durante o casamento sagrado ateniense. Alguns estudiosos teorizam que o rei aparecia para a rainha mascarado como o deus; outros imaginam a rainha mantendo relações com uma arcaica estátua cerimonial. Todos concordam, porém, que alguma forma de união física acontecia de fato. E enquanto a rainha empenhava-se nesse ato, as mulheres de Atenas se uniam a ela em espírito.

Aparentemente a rainha não estava só. Durante o ritual, antes da consumação, a soberana auxiliava as catorze *veneráveis* representantes das mulheres da cidade, as *Gerairai*, a invocar os catorze altares – provavelmente, os santuários locais. Entrementes, os homens de Atenas também invocavam Dioniso, participando de concursos de bebedeira de vinho.

Quanto às mulheres comuns, pinturas em vasos indicam que aquela devia ser a noite na qual praticavam sexo ritual – talvez com estranhos, talvez com seus próprios maridos. Mais uma vez os autores discordam sobre esse ponto. Muitos pesquisadores acreditam que o sexo ritual era praticado com estranhos. Parece que era comum mulheres jovens se juntarem aos homens nos concursos de beber vinho, para, em seguida, se unirem carnalmente ao deus incorporado nos celebrantes. Os homens não voltavam para suas esposas e eram recebidos pelas *meneidas* (Μαινάδες) – o equivalente grego às *bacantes,* as mulheres que participavam da *bacanal,* como o mesmo festival era conhecido em Roma – nas casas destas.

Alguns autores, porém, argumentam que o casamento sagrado de Dioniso, ao menos em Atenas, também servia para estimular a sexualidade conjugal doméstica. Essa ideia é sustentada por pinturas em vasos que representam uma *meneida* esperando a chegada do deus com a porta semiaberta, um símbolo recorrente do sexo conjugal. Outras imagens também justificam a tese, como a cena que retrata um homem e uma mulher abraçados, cercados por folhas de hera e de videiras, símbolos matrimoniais.

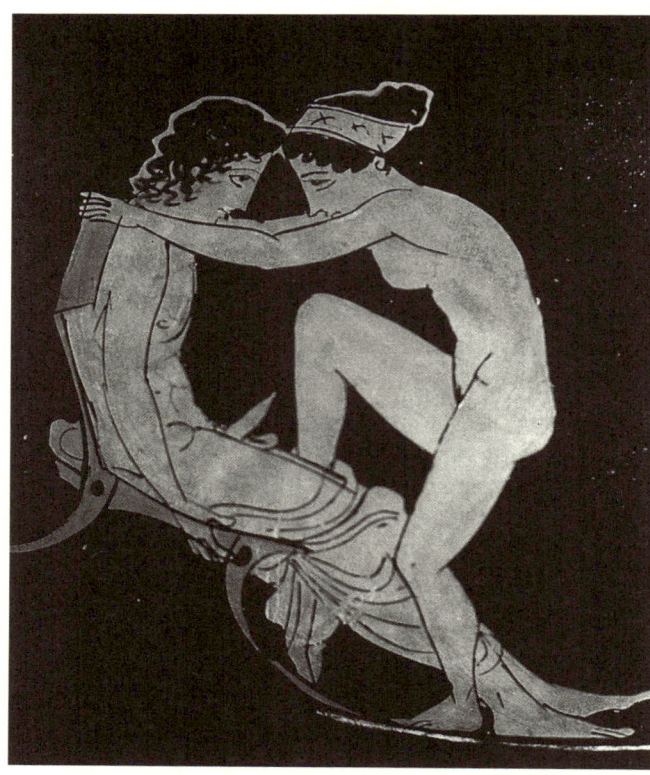

Jovem casal, Grécia, século V a.C.

Gêneros e espécies

Um único gênero

Durante a Antiguidade pensava-se que os corpos dos homens e das mulheres eram iguais em termos de substância, embora diferentes na forma.

Não havia gêneros da maneira como os entendemos hoje. A diferença entre os sexos se dava em termos de *graus de perfeição*. Para os antigos, os homens e as mulheres eram compostos das mesmíssimas partes, mas sua forma final era determinada pela maior ou menor perfeição. Assim, os humanos eram os mais perfeitos entre as criaturas da Terra, e entre os humanos, os homens eram mais bem-acabados do que as mulheres.

O médico romano Galeno, que viveu no século II, teorizou que as diferenças anatômicas dos corpos masculino e feminino se deviam ao "calor vital". A quantidade de calor vital produzida por um corpo é que determina, segundo Galeno, aquilo que uma criatura viria a ser. Os humanos são os mais quentes e, portanto, mais perfeitos. Entre os humanos, os homens eram considerados mais quentes que as mulheres. Galeno afirmava que os órgãos sexuais do homem e da mulher eram semelhantes, constituídos dos mesmos elementos. A única diferença é que eles são localizados em partes opostas – um dentro e outro fora. O forte calor do homem faz que seus órgãos sejam localizados no exterior do seu corpo, enquanto a frigidez da mulher provoca o desenvolvimento dos seus órgãos reprodutores no interior do corpo. De acordo com esse conceito, a mulher era um homem mal-acabado. Esse erro conceitual se estendeu até o início de século XVII da nossa era, com consequências terríveis para as mulheres.

Precursores

Os egípcios Khnumhotep e Niankhkhnum são considerados os protagonistas do primeiro casal masculino da História. Eles compartilhavam o título de Supervisores dos Manicuros do palácio do faraó, durante a quinta dinastia. Os dois foram enterrados em um túmulo comum, vivendo, segundo acreditavam, para sempre um com o outro. Na tumba, há uma inscrição informando que eram "Confidentes Reais".

Precioso

Desde a Antiguidade até tempos recentes, homens sexualmente mutilados foram usados para vigiar haréns, fazer tarefas domésticas, ou servir como espiões para reis e imperadores. Eram comuns em Roma, na Grécia, no norte da África, nas terras bíblicas e na Índia. Na Grécia, jovens castravam-se ritualmente para servir a deusa Artêmis como sacerdotes.

Na China Imperial, a partir do século VIII a.C., provavelmente até antes disso, eunucos serviam o detentor do "mandato do Céu", isto é, o imperador, suas inúmeras esposas e concubinas. Vários desses eunucos foram castrados voluntariamente para poder trabalhar no palácio, afinal era uma forma garantida de subir na vida.

Outros servidores eram emasculados ainda na infância. Muitas damas da corte tinham esses meninos eunucos como animais de estimação. Seu órgão amputado era chamado de *pao*, ou "precioso". Preservado num vaso hermeticamente selado, era muito valorizado pelo eunuco, pois cada vez que ele era promovido tinha de exibir sua "preciosidade" e ser reexaminado pelo eunuco chefe. Se o *pao* fosse perdido ou roubado, nessa ocasião ele tinha de comprar outro no local onde se realizavam as castrações, ou alugar o "precioso" de outro eunuco. Também era vital que seu órgão fosse enterrado com ele numa tentativa de ludibriar os deuses, fazendo-os acreditar que o eunuco era um homem "inteiro". Do contrário, ele iria para o "Além" como uma mula.

Sexo à grega

De fino trato

As mulheres gregas eram mantidas confinadas em suas casas pelos maridos. Não podiam ir desacompanhadas a lugares públicos nem participar da vida cívica. Os homens as sujeitavam a isso para garantir a procedência da sua prole. Temiam ser traídos. Mas eles não se furtavam da boa companhia feminina. Para isso, recorriam a um tipo independente de mulher – verdadeiramente donas do seu próprio nariz. As *hetairas*, "companheiras", pertenciam à mais elevada classe de cortesãs da Grécia antiga. Eram educadas, cultas, muitas delas ricas e extremamente livres para os padrões da época e do lugar. Além de sexo, elas ofereciam companhia, conversa de alto nível, música e amizade aos homens.

A mulher por trás do grande homem

Uma das mais famosas hetairas foi, sem dúvida, Aspásia de Mileto (c. 440-?), companheira de Péricles (c. 495-429 a.C.) – o homem que reconstruiu Atenas, depois de a cidade ter sido destruída pelos persas, em 480 a.C. Consta que ela participava de banquetes com autoridades e oficiais atenienses e estrangeiros – algo absolutamente incomum. Além disso, Aspásia chegava mesmo a influir nas decisões políticas de Péricles.

Valorizada

Outra hetaira que passou para a história foi Laís. Viveu em Atenas, no século IV a.C., e parece ter sido companheira do filósofo Aristipo de Cirene (c. 435-356 a.C.). Dizem que um famoso orador procurou pelos serviços de Laís, mas quando soube o preço, mudou de ideia. Dez mil dracmas: uma verdadeira fortuna!

Evocando piedade

O orador Hipérides, tido como anticonvencional, ganhou a defesa de um processo contra a cortesã Frinea ao desnudar seus seios perante os juízes. Mas, longe de querer seduzir os magistrados, o propósito de Hipérides era invocar piedade. É que, durante a Antiguidade, os seios nus evocavam o papel de mãe nutriz que toda mulher exerce. Quando as cidades eram invadidas, as mulheres daquela comunidade costumavam desnudar seus seios para pedir piedade, lembrando aos invasores que elas eram iguais às suas mães.

Civilização homossexual

O homossexualismo, ou melhor, aquilo que hoje entendemos como homossexualismo, não só era considerado normal, mas estimulado em toda a antiga Grécia. Fazia parte da educação do menino grego ser adotado por um homem mais velho, um "protetor", logo após a puberdade. Esse mentor iniciava o rapaz, ou *efebo*, entre outras coisas, no sexo. Os gregos também acreditavam que os laços homossexuais tinham um grande valor militar, uma vez que transformavam os soldados em amantes prontos a atos de bravura em defesa de seus pares. Em Tebas, no século IV a.C., foi criado até mesmo um batalhão de amantes homossexuais, o Bando Sagrado.

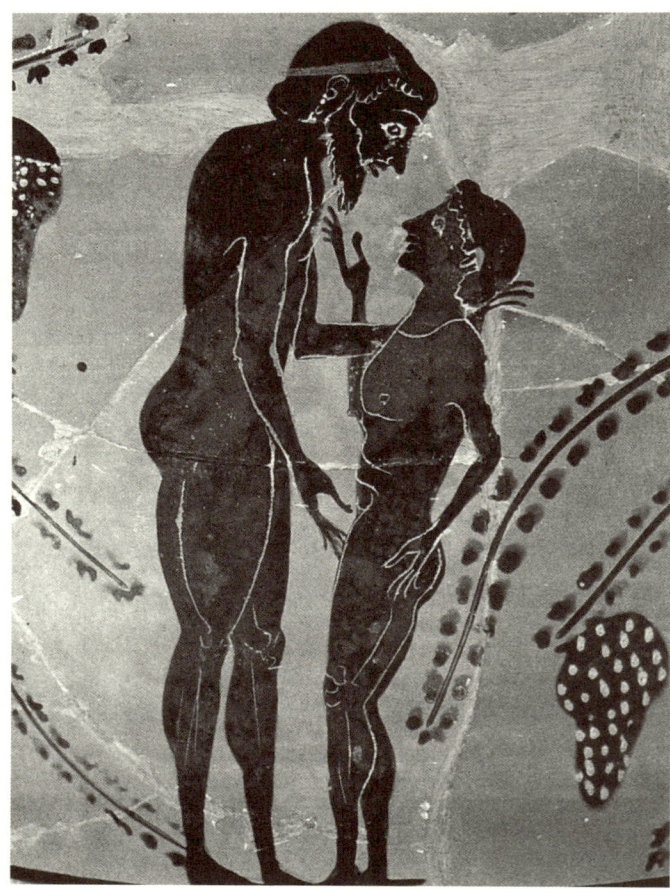

Homem e efebo, século VI a.C.

Amor heroico

Alexandre, o Grande (356-323 a.C.), casou-se com duas mulheres. Uma delas, Roxana (345-311 a.C.), tornou-se famosa por sua beleza. Mas Alexandre dedicou mesmo o seu amor a um dos seus pares, um dos generais de seu exército e seu amigo de infância, Heféstion Amintoros (356-324 a.C.). Quando Heféstion morreu, Alexandre ficou devastado. Foi o começo de sua decadência. A relação entre os dois guerreiros era resultado da amizade, lealdade e confiança que um nutria pelo outro. Mas se Alexandre amava seu amigo de infância, isso não significa que ele tinha preferência sexual por homens. O biógrafo Plutarco (45-125 d.C.) registrou que certa vez Alexandre recebeu uma carta de um de seus líderes, Filonexo, informando sobre um jovem de extrema beleza. Filonexo também perguntava se Alexandre gostaria que o escravo fosse enviado a ele, "para seu prazer". Na réplica, Alexandre mostrou sua ira: "és o mais maligno dos homens, Filonexo. Já me vistes envolvido com tal imundície para quereres me agradar com esse tipo de hedonismo?".

Ancestrais gays

Na Antiguidade, não eram apenas os gregos e romanos que adotavam o homossexualismo. Como em outras antigas sociedades europeias, o que hoje chamamos de homossexualismo e de pedofilia não eram vistos com maus olhos pelos celtas. O cronista grego Athenaeus, no seu *Deipnosophists,* afirma que, apesar de suas mulheres serem extremamente belas, "os celtas preferem meninos como parceiros sexuais. Alguns deles vão regularmente para a cama com um par de amantes", isto é, com uma mulher *e* um garoto.

Poesia erótica

A poetisa Sappho (século VII a.C.) conquistou notoriedade e respeito em toda Grécia. Sua obra foi tão influente que o filósofo Platão (c. 428-347 a.C.) se referia a ela como a "décima musa". Seus poemas são principalmente sobre amor e erotismo. Alguns deles eram dedicados a mulheres, o que valeu a ela a reputação de lésbica. Na verdade, a palavra "lésbica" deriva da ilha de Lesbos – a terra natal de Sappho.

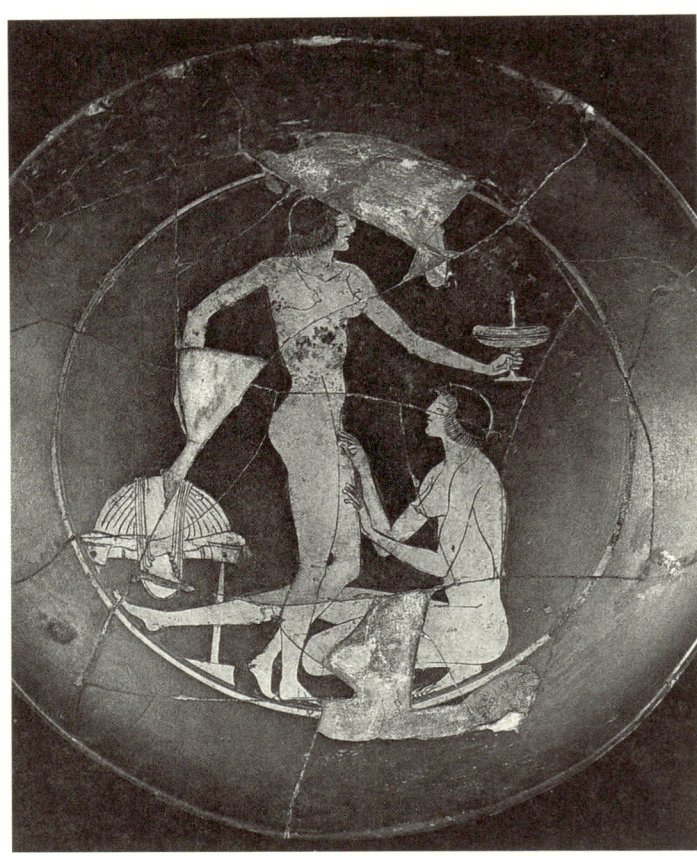

Duas hetairas, 500 a.C.

Ativo-passivo

Hoje, as opções sexuais se definem basicamente entre ser hétero ou homossexual. Na Antiguidade grega e romana, porém, não havia tal conceito. A sexualidade era definida pelo *status* social. Dessa forma, o parceiro *ativo* era sempre o de *status* mais elevado. Nas relações entre pessoas do mesmo sexo, aquelas de posição social inferior eram sempre obrigadas a assumir o papel passivo durante o ato.

Isso, porém, não parece ter sido uma regra rígida. Júlio César (100-44 a.C.) admitiu, certa vez, que era "homem de muitas mulheres e mulher de muitos homens", o que leva a crer que, apesar do seu elevado *status* social, ele por vezes assumia por opção o papel passivo. O cronista Suetônio (c. 69-141 d.C.) relatou que, quando César venceu as Guerras Gálicas, seus soldados cantaram durante a celebração do seu triunfo: "César pode ter conquistado os gauleses, mas Nicomedes conquistou César". Eles se referiam a Nicomedes IV, rei da Betínia entre 94 e 74 a.C., notório "caso" de César.

Fauna

Os autores clássicos, tanto gregos como romanos, distinguem basicamente dois tipos diferentes de conduta sexual masculina passiva. Havia os *malakos* (grego) ou *malacus* (romano), termo pejorativo que designava homens efeminados. Os *cinaedi*, tidos como párias em Roma, desejavam apenas a relação passiva com outros homens. Curiosamente, isso era considerado um desvio sexual, uma amoralidade: a ética romana permitia ao homem seduzir um adolescente de treze anos, mas ele não podia assumir a posição que hoje classificamos de homossexualismo passivo.

Velho brinquedo

Por volta de 500 a.C., surgiu, no porto grego de Mileto, o *olisbos*, o primeiro pênis artificial para masturbação que se tem registro no Ocidente. Percebendo o potencial comercial do *olisbos*, os mercadores não tardaram em espalhar o novo "brinquedo" – feito de pele ou de madeira e lubrificado com óleo de oliva – por todo o Mediterrâneo.

Lubrificantes

A primeira menção sobre o uso de lubrificante como acessório sexual se deu no século IV a.C. Originalmente, o óleo de oliva era usado para contracepção, mas desde cedo os casais começaram a explorar óleos vegetais como lubrificantes para aumentar seu prazer.

Beleza nua

Os gregos, assim como os fenícios e os cretenses, exaltavam a nudez e nela viam a mais elevada expressão de perfeição da natureza. As decorações das cerâmicas produzidas por esses povos – retratos dos seus costumes – trazem cenas cotidianas, em que homens e mulheres, ninfas e sátiros são retratados nus, brincando, dançando, tomando banho e mantendo relações sexuais.

O sexo dos deuses: Sexualidade nos mitos

Característica comum

Uma característica patente dos deuses gregos é seu comportamento sexual, por demais libertino e irresponsável para os padrões atuais. No entanto, essa tendência não é exclusividade dos membros do panteão grego – e também do romano. Os deuses de várias mitologias se entregam ao sexo com facilidade. As nórdicas Freya e Frigga, deusas do sexo e da família, respectivamente, não se embaraçavam em lançar mão da prostituição para conseguir seus objetivos. Entre os hindus, Indra, o rei dos deuses, seduziu a esposa do seu próprio guia espiritual, e Shiva, o deus que destrói os elementos para possibilitar a reconstrução, é notório por suas associações com mulheres libertinas.

Gênese

Os pelasgos, um dos povos que deu origem aos gregos, acreditavam que o universo surgiu de um ato sexual. De acordo com sua cosmogonia, no princípio, tudo o que havia era o Caos – a possibilidade de vir a ser do universo. Então, Eurinome, a Deusa de Todas as Coisas, emergiu nua do Caos. Como não tinha onde apoiar seus pés, Eurinome separou o mar do céu, e se pôs a dançar solitariamente sobre as ondas. Ela dançou em direção ao sul, produzindo o vento com seu movimento. Dançando e rodopiando, Eurinome segurou o vento e o esfregou entre as mãos, criando a grande serpente Ofião. Eurinome continuou sua dança, girando cada vez mais rapidamente para se aquecer, até que Ofião – o princípio masculino – foi tomado de desejo e se enrodilhou no corpo da deusa para amá-la. Grávida de Ofião, Eurinome transformou-se numa pomba, e botou o Ovo Universal sobre as ondas do mar cósmico. Ao comando da deusa, Ofião se enrodilhou ao redor do ovo, formando sete voltas com seu corpo. Assim, o ovo foi chocado, partindo-se em duas metades. Desse ovo universal, saíram todas as coisas existentes: o Sol, a Lua, as estrelas, os planetas e a Terra, com seus rios, mares, montanhas, árvores, plantas e criaturas vivas – todos filhos da grande deusa Eurinome.

Virgindade

A virgindade e a capacidade de gerar sem auxílio do elemento masculino são atributos de algumas deusas helênicas. Em algumas lendas, Hera gerou Hefesto – o deus ferreiro, chamado de Vulcano pelos romanos – sem o auxílio do seu marido Zeus. Ela fez isso como forma de afirmar seu poder sobre o adúltero líder do Olimpo. Artêmis – deusa das matas e da caça, a Diana romana – escolhera a virgindade como uma profissão de fé: ela não se submetia aos homens e mantinha sua pureza. E até mesmo Afrodite, a fogosa deusa da beleza e do desejo, a Vênus dos romanos, renovava sua virgindade com um banho de mar cada vez que se entregava a um novo amante. Como a de Artêmis, a virgindade de Afrodite remete à pureza e à independência.

Freya

Freya, a deusa do sexo do panteão nórdico, levava uma vida de promiscuidade, dedicando-se a conquistar deuses e mortais. Seu próprio irmão gêmeo, Frey, era seu consorte, e entre seus companheiros sexuais mais constantes estavam Odin e diversos outros deuses.

Freya também não tinha preconceitos quanto a usar o sexo para alcançar seus objetivos. Numa antiga lenda, ela se prostitui por uma joia. Certa noite, Freya voava pelo mundo transmutada em falcão e resolveu pousar na oficina de quatro anões, os *Brisings*. Os anões – entidades da terra, seres mesquinhos e cheios de cobiça por joias e metais preciosos – estavam fabricando um colar de beleza extraordinária. Buscando envolver a deusa, os *Brisings* mostraram sua criação a Freya. Ela nunca havia visto nada igual: as gemas, o ouro e a prata se envolviam e combinavam com tanta perfeição que a joia parecia ser uma chama líquida, bruxuleando com todas as cores do arco-íris. Encantada, Freya disse que não havia nada que ela não fizesse para possuir aquele colar. Era o que os anões desejavam: Freya poderia ter aquela joia, eles disseram, se ela passasse uma noite de luxúria com os quatro *Brisings* simultaneamente. A deusa cedeu imediatamente aos anões, satisfazendo os desejos mais ousados das hediondas criaturas.

A traição de Afrodite

Afrodite, a deusa grega do desejo, vivia uma vida sexual intensa e independente. Afrodite nasceu da espuma do mar e ascendeu ao Olimpo, a morada dos deuses, em meio a uma revoada de pardais. Após recebê-la no Olimpo e adotá-la como filha, Zeus a deu em casamento a Hefesto, o manco deus ferreiro e senhor do fogo, e logo Afrodite o presenteou com três filhos: Fobos (o Medo), Deimos (o Espanto) e Harmonia. Acontece que nenhum dos três era, na verdade, filho de Hefesto, e sim de Ares, o deus da guerra. Hefesto só descobriu que sua esposa o traía quando Afrodite e Ares ficaram mais tempo na cama em uma manhã, e Hélios, o Sol, os surpreendeu ao se erguer. Hélios contou a Hefesto o que estava acontecendo, e o deus do fogo planejou um meio de se vingar. Para tanto, o ferreiro do Olimpo fabricou uma rede de caça de bronze, tão fina quanto uma teia de aranha, mas impossível de ser quebrada. Secretamente, ele fixou a rede sobre a cama e disse a Afrodite que iria fazer uma viagem até a ilha de Lemnos. Afrodite, claro, não se ofereceu para acompanhar o marido na viagem, e assim que Hefesto virou as costas, ela correu para os braços de Ares. Os dois se amaram a noite toda no leito da deusa, mas ao amanhecer eles se viram presos na rede de caça – nus e sem poder fugir. Era a hora esperada por Hefesto. O deus do fogo os surpreendeu e chamou todos os olímpicos para testemunhar sua desonra. Encolerizado, Hefesto afirmou que só iria libertá-los depois que Zeus lhe devolvesse os presentes que havia recebido do deus ferreiro pela mão de sua filha adotiva.

Os deuses todos correram para ver a situação dos amantes, mas as deusas, por uma questão de delicadeza, ficaram em suas casas. Apolo perguntou a Hermes se ele se importaria em estar no lugar de Ares. Hermes jurou que não se incomodaria, mesmo que estivesse preso com três redes e com todas as deusas a observá-lo. Mas enquanto Apolo e Hermes riam, Zeus permanecia grave e contrariado. Tendo uma especial predileção pela filha adotiva, disse que não interferiria, nem devolveria os presentes. Posêidon, o deus dos mares, por sua vez, procurou contemporizar, apoiando Hefesto. Posêidon propôs que Ares pagasse o equivalente aos presentes de casamento para ser libertado. Hefesto concordou com a ideia, mas impôs uma condição: se Ares não pagasse, Posêidon deveria tomar o lugar dele na rede. Posêidon concordou.

Assim, os amantes foram libertados. Ares foi para a Trácia, enquanto Afrodite tratou de renovar sua virgindade, banhando-se no mar. Lisonjeada pelo que Hermes havia dito sobre ela, Afrodite foi procurá-lo e ofereceu-lhe uma noite de amor, da qual nasceu Hermafrodito, um ser que possuía os dois sexos. Depois, agradecida pela intervenção de Posêidon, a deusa do desejo lhe deu dois filhos: Rodis e Herófilo.

Conquistador incorrigível

Zeus, deus do céu e dos raios e senhor do Olimpo, era notório pela infidelidade. Sua esposa, Hera, vivia perseguindo os vários filhos ilegítimos e as muitas amantes do marido, mas nada impedia que Zeus continuasse suas conquistas. A paixão do deus era tão grande que Zeus não havia poupado nem mesmo sua mãe, Reia. Prevendo os problemas que o desejo desenfreado do filho acarretaria, Reia o repreendeu. Zeus enfureceu-se e ameaçou violentar a mãe. A resposta de Reia veio na forma de uma serpente, na qual ela se transformou para se defender do filho. No entanto, Zeus fez valer sua ameaça: transformou-se numa serpente macho, enrodilhou-se em torno do corpo da mãe e a amou. Esta foi sua primeira aventura extraconjugal.

O prazer dos homens e das mulheres

Certa vez, Hera admoestou o marido por suas infidelidades, e Zeus tentou justificar seu comportamento explicando que, quando ele e Hera faziam amor, a esposa – por ser da natureza das mulheres – tinha muito mais prazer do que ele. Hera não aceitou a explicação. Para resolver a disputa, os dois resolveram chamar o sábio Tirésias, que, embora nascido homem, já havia sido transformado em mulher e voltado a ser homem. "Se o prazer pudesse ser dividido em dez partes", declarou o sábio na presença dos deuses, "eu daria nove partes à mulher, e somente uma ao homem." Hera ficou tão enfurecida com o sorriso triunfante no rosto de Zeus que, como vingança, cegou Tirésias. Zeus, porém, se compadeceu de Tirésias e lhe deu a visão interior, isto é, o dom da profecia, e estendeu sua vida por sete gerações.

Bem-dotado

O deus Príapo, divindade relacionada à fecundidade, filho de Dioniso com Afrodite, nasceu com uma deformidade tão descomunal que sua mãe o abandonou, e o bebê acabou sendo criado por pastores. A deformidade de Príapo, que tanto assustou Afrodite, era seu pênis – tão enorme que chegava a ser maior que suas pernas.

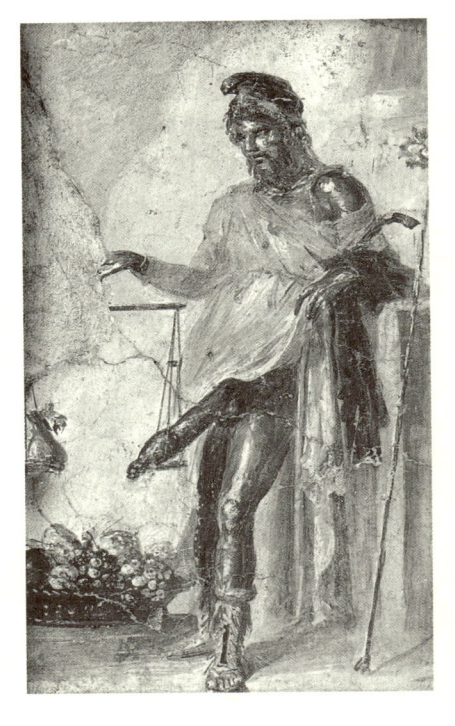

Príapo pesa seu falo, afresco em Pompeia, século I

Roma, a grande cortesã

Sem medo de ser feliz

Na cultura da antiga Roma, não se associava a sexualidade à vergonha. Os romanos contemplavam o sexo explícito e o retratavam de uma maneira muito diferente da nossa civilização.

Decoração extravagante

As escavações de Pompeia, durante a década de 1860, revelaram uma quantidade surpreendente de material erótico. Os órgãos sexuais eram representados em todos os lugares: da cerâmica mais simples aos vasos mais sofisticados, de lâmpadas domésticas em forma de falo a afrescos de cenas de sexo. Era comum, por exemplo, decorar as ruas com grandes esculturas de pedra incrivelmente detalhadas representando falos. Uma das obras mais surpreendentes encontradas em Pompeia é a escultura do deus Pan penetrando uma cabra. De acordo com os padrões atuais, Pompeia era uma obscenidade.

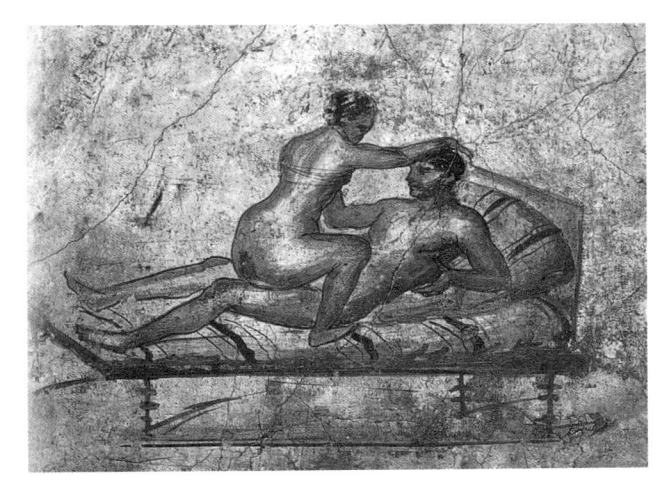

Pintura erótica em Pompeia, século I

Sexo pagão

O sexo em Roma era livre de culpa, falaz e praticado de maneira extraconjugal. Diferentemente dos gregos, os romanos preferiam sexo sem filosofia ou significado. O aborto e o uso de métodos contraceptivos eram comuns. Frequentemente, abandonavam bebês indesejados. No início do império, porém, o imperador Otaviano Augusto (63 a.C.-14 d.C.) buscou, sem sucesso, restaurar a unidade familiar e a moralidade sexual dos primeiros tempos de Roma. Chegou a exilar sua própria filha, Júlia, e, pelas Leis Julianas, impôs penas severas aos devassos – inclusive a morte.

Crime e castigo

Os romanos eram livres para se divertirem com prostitutas e prostitutos, mas o adultério era punido com a morte. Nos tempos do império, a punição para a mulher era a morte na arena, para diversão do público. Normalmente as adúlteras eram dadas às feras para serem devoradas vivas. Outra forma comum de execução era amarrar a mulher nua às costas de um touro selvagem. Para se livrar da carga indesejada, o animal corcoveava, escoiceava e se atirava contra os obstáculos, reduzindo o corpo da infeliz condenada a uma massa inerte.

Nova forma de amar

A *Ars Amatoria,* ou *A arte de amar*, do poeta romano Ovídio (43 a.C.-17 d.C.), é uma das obras mais influentes sobre sexo e amor de todos os tempos. Suas ideias atravessaram as eras e moldaram o pensamento dos amantes durante a Idade Média e a Renascença. O grande mérito de Ovídio foi o de reconciliar os dois sexos e devolver à mulher sua participação e iniciativa nesse jogo de relacionamento, do qual a civilização a excluíra. As lições transmitidas por Ovídio nesse livro baseiam-se, principalmente, na existência da mulher como ser humano. Pela primeira vez na história, o poeta ensina a aproximação civilizada, respeitosa, que dá à mulher o direito de se deixar seduzir e de escolher. "Que a mulher sinta o prazer de Vênus se abater até o fundo do seu ser, e que o gozo seja igual para o amante e para ela", conclama Ovídio. A obra, porém, foi considerada amoral na época. A ousadia do livro acabou causando o exílio do seu autor, decretado pelo imperador Augusto (63 a.C.-14 d.C.).

Ars Amatoria – Ovídio (excertos)

[Nas mulheres] o prazer nasce sem provocação artificial; para que seja realmente agradável, é preciso que a mulher e o homem participem igualmente. Detesto os abraços nos quais nem um nem outro se entregam (eis por que eu tenho menos atração por meninos). Detesto a mulher que se entrega porque deve se entregar e que, não sentindo nada, pensa em seu tricô.

O prazer que me concedem por obrigação não é agradável; eu não quero o dever de uma mulher. Quero ouvir palavras que me traduzam a alegria que ela sente, me pedindo para ir mais devagar e me conter. Gosto de ver os olhos agonizantes de uma amante que desfalece...
(Livro II)

No leito
[...] Que cada mulher se conheça bem; de acordo com seu físico, escolha esta ou aquela posição; a mesma postura não serve para todas. A mulher que é particularmente bonita deitará sobre as costas. É de bruços que deverão se mostrar aquelas que estão satisfeitas com suas costas. Lucina deixou rugas no seu ventre? Faça você também como o *parta* que combate voltando as costas. Melanião levava sobre os ombros as pernas de Atalante; se as suas são belas, é preciso mostrá-las da mesma forma. A mulher pequena ficará na posição do cavaleiro; como era muito alta, jamais a tebana, esposa de Heitor, montou sobre seu marido como sobre um cavalo. Ficará de joelhos sobre o leito, a cabeça um pouco curvada para trás, a mulher que deve ser admirada em todo o contorno lateral. Se suas coxas têm o encanto da juventude e seu peito também não tem imperfeição, o homem ficará em pé, e você estendida sobre o leito perpendicularmente. Não tenha vergonha de soltar sua cabeleira, como as bacantes, e virar a cabeça, deixando balançar seus cabelos. Há mil maneiras de provar os prazeres de Vênus; a mais simples e menos fatigante é ficar semideitada sobre o lado direito.
(Livro III)

In: *A arte de amar*. Porto Alegre: L&PM, 2001.

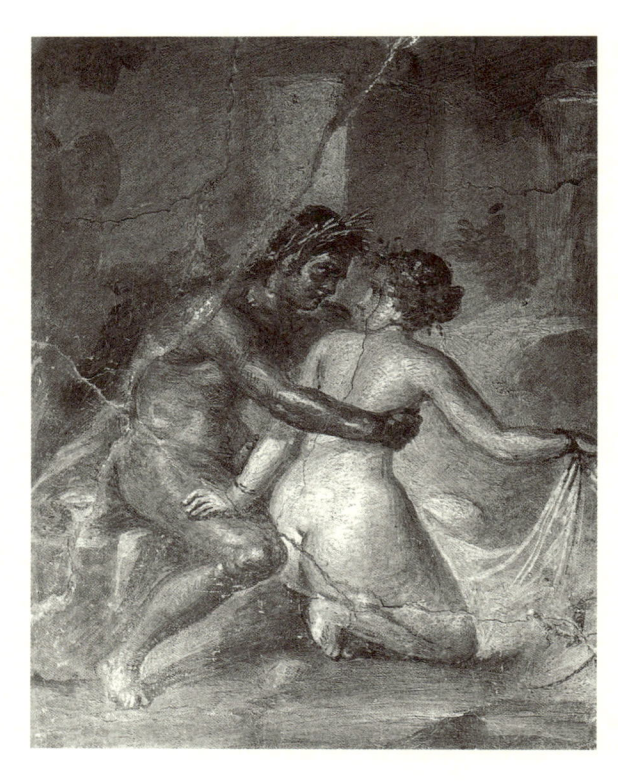

Sátiro e Bacante, século I

Impondo um limite

As famosas bacanais de Roma, rituais em honra a Baco, deus do vinho e do êxtase, não tinham necessariamente a conotação sexual a elas atribuída modernamente. Foi só a partir de 188 a.C., quando a sacerdotisa Paculla Annia alterou as regras do rito báquico original, que as bacanais tiveram ênfase cada vez maior no sexo. Loucas orgias, principalmente entre homens, eram praticadas. Os homens que se recusavam a participar eram sacrificados. Durante essas festas religiosas, os participantes também consumiam quantidades imensas de vinho. De acordo com o historiador romano Tito Lívio (59 a.C.-17 d.C.), em meio ao delírio etílico, os homens faziam profecias, enquanto as mulheres iam, em cortejo, até o rio Tibre e lançavam tochas nas suas águas. As bacanais, conforme instituídas por Paculla Annia, acabaram se tornando tão violentas, obscenas e perigosas (uma vez que muitas pessoas eram assassinadas durante as celebrações) que, em 186 a.C., foram proibidas.

Dinastia lasciva

A dinastia Juliana, fundada por Júlio César e a primeira a comandar o Império romano, era um exemplo da decadência dos valores da República que suplantara. Tibério (42 a.C.-37 d.C.), que sucedeu Otaviano (63 a.C.-14 d.C.), refestelava-se nas mais espantosas perversões sexuais na sua vila, na ilha de Capri. Seu sobrinho e sucessor, e seu provável assassino, Calígula (12-41 d.C.), criou um bordel de luxo onde forçava as nobres a se prostituírem – inclusive as próprias irmãs. Era uma forma, segundo ele, de contribuírem para a riqueza do Estado.

O sobrinho de Calígula, o mal-afamado Nero (37-68 d.C.), não ficou atrás. O historiador Suetônio registrou que Nero sucumbiu a diversas perversões sexuais, fazendo-se amante de adolescentes e seduzindo mulheres casadas com romanos proeminentes. Certa vez, ele até mesmo desvirginou uma vestal – uma das mais imaculadas instituições romanas. A pena para as sacerdotisas da deusa Vesta que quebravam o juramento de castidade a ser dedicado a essa divindade era ser enterradas vivas. Não bastasse isso, Nero era dado a rompantes de sadomasoquismo, cobrindo-se com peles de feras e atacando os genitais de homens e mulheres amarrados a estacas. Ele também tentou fazer sexo com sua mãe, Agripina, a Jovem (16-59 d.C.), diversas vezes. Sem conseguir realizar seu intento, mandou matá-la.

Devassa

A imperatriz Valeria Messalina (17-48 d.C.), esposa do imperador Cláudio (10 a.C.-54 d.C.), deixou seu nome na história como uma das maiores devassas do império romano. Messalina foi adúltera promíscua, dada a casos escandalosos, para os quais Cláudio fazia vista grossa. Os escritores Juvenal, em suas *Sátiras* (110-130 d.C.), e Tácito, em seus *Anais* (c. 150 d.C), retratam Messalina como uma adolescente ninfomaníaca (ela se casou com Cláudio aos catorze anos) que promovia orgias e mandava executar tanto seus ex-amantes como todos os que, temendo a ira do imperador, recusassem seus favores sexuais. Entre os muitos fatos e factoides sobre Messalina, há uma história que relata um desafio feito pela imperatriz a uma famosa prostituta. Ganharia a competição quem fizesse sexo com o maior número de homens. Messalina saiu como vencedora, depois de se entregar a nada menos que 25 amantes.

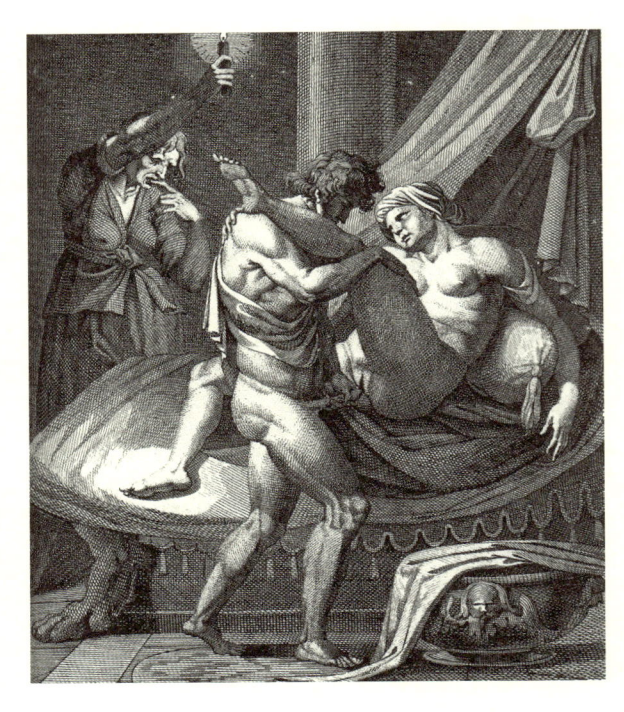

Messalina na loja de Lisisca, *gravura de Agostino Carracci, fim do século XVI*

Também se afirmou que, além das loucas festas que Messalina organizava, ela frequentava os lupanares de Roma, buscando na prostituição uma forma de satisfazer sua lascívia. No entanto, isso é pouco provável. Uma lei promulgada pelo imperador Tibério proibia expressamente a prostituição às mulheres aparentadas com pessoas da classe dos cavaleiros – quanto mais a esposa do imperador! Mas as orgias que Messalina parece ter promovido, nas quais as competições sexuais seriam uma das principais atrações, escandalizaram menos os romanos do que a tentativa de tomar o poder que ela perpetrou. Em 48 d.C., Messalina tramou um plano para assassinar o imperador e substituí-lo pelo amante, o recém-nomeado cônsul Caio Silio, com quem havia se casado secretamente na ausência de Cláudio, após convencer o imperador a divorciá-la temporariamente. No entanto, a conspiração foi descoberta pelo secretário do imperador, o escravo liberto Narciso. Para convencer o incrédulo e apaixonado Cláudio, Narciso apresentou-lhe uma lista com os amantes de Messalina: eram, ao todo, cerca de 160 nomes. Messalina, Silio e os outros conspiradores foram presos e condenados à morte. O estatuto de imperatriz garantia a Messalina a opção do suicídio, mas como ela não conseguiu dar cabo da própria vida acabou sendo executada.

Gigolô das irmãs

O imperador Cláudio gostava mesmo de mulheres devassas. Depois de executar Messalina, Cláudio se casou com sua sobrinha – e futura assassina – Agripina, irmã do imperador Calígula e mãe de Nero. Em 28 d.C., ainda casada com seu primeiro marido, o cônsul Gnaeus Domitius Ahenobarbus, Agripina foi uma entusiástica frequentadora da corte do seu irmão Calígula. Além de ser amante do irmão (não só ela, mas as outras irmãs também), Agripina se prostituía no palácio imperial. A intenção era engordar os cofres de Calígula, seu gigolô.

Mudança de valores

Segundo o filósofo Paolo Mattia Doria (1667-1746), a "deplorável" promiscuidade das damas da Roma imperial, com Messalina e Agripina à frente, simplesmente refletia a corrupção dos modos e maneiras que emergiram com o Império, após a falência da República.

Sangue e areia

Símbolos sexuais

Embora os gladiadores sustentassem o *status* social mais inferior de Roma – até mesmo mais baixo que o dos escravos – e sobrevivessem, em média, a apenas duas ou três lutas, havia certas vantagens reservadas a eles. A principal delas era serem desejados pelas mulheres. Alguns grafitos descobertos em Pompeia atestam essa admiração. "Celedus, o Trácio, três vezes vencedor e três vezes coroado, adorado pelas jovens", registra um deles; "Thrax é o palpitar do coração das jovens", afirma outro. Mas os gladiadores não viravam apenas a cabeça das "jovens". Eram, também, objeto do desejo das aristocratas ricas. Não foram poucas as mulheres de alta posição que se deixaram seduzir por esses guerreiros escravos. Ao que parece, as mulheres romanas tinham seu erotismo despertado pelas cicatrizes, pela brutalidade daqueles homens, pelo sangue que derramavam, pela morte violenta que enfrentavam. E se a maioria das romanas simplesmente procurava seus gladiadores preferidos no *ludus*, como se chamavam os quartéis onde esses lutadores viviam e treinavam, sabe-se com certeza que ao menos uma largou tudo para compartilhar com seu amante a dura vida dos gladiadores.

A paixão de Eppia

Uma história registrada pelo satirista Juvenal (60-140 d.C.) relata uma patrícia que largou honrarias e luxo para viver com um gladiador.

Eppia era esposa de um senador, acostumada, segundo Juvenal, ao luxo e à riqueza desde a infância. Mas ela se apaixonou por um gladiador chamado Sergiolus. Ao contrário do que possa parecer, Sergiolus não era muito digno da atenção de Eppia – ao menos em termos de aparência. Segundo Juvenal, ele era "assustadoramente feio". Sua barba já estava ficando branca (por isso ele tinha de se barbear sempre), e seu nariz, achatado pelos golpes e pelo uso contínuo do capacete. Além disso, um dos seus olhos lacrimejava constantemente. No entanto, foi por esse homem que Eppia suportou a condenação dos seus pares da sociedade e enfrentou as agruras da vida dos gladiadores.

A concepção de Comodus

Nem mesmo a imperatriz estava livre da atração erótica que os gladiadores exerciam sobre as mulheres de Roma. Juvenal conta que Faustina, esposa do imperador Marco Aurélio (reinou de 161 a 180 d.C.), "vendo um desfile de gladiadores, certo dia, foi atingida pela mais violenta paixão por um deles". O desejo da imperatriz era tão forte que ela acabou confessando a seu marido, o imperador. Marco Aurélio consultou, então, os afamados magos da Caldeia que lhe disseram que era necessário "matar esse gladiador e fazer Faustina se banhar no seu sangue e, em seguida, se deitar com ele (o imperador)". E assim foi feito. Faustina se banhou no sangue do gladiador abatido e fez sexo com Marco Aurélio. Ao que parece, a mágica dos caldeus funcionou. De acordo com Juvenal, "a paixão da imperatriz de fato se consumiu, mas [Faustina] trouxe ao mundo Comodus, que era mais um gladiador do que um príncipe". De fato, o imperador Comodus (reinou de 180 a 192 d.C.) se divertia em assassinar pessoas na arena, em combates desiguais com gladiadores feridos.

Sexo de aluguel

Prostitutos romanos

A prostituição masculina era comum em Roma. O cronista Políbio escreveu, no século VI a.C., que os romanos costumavam pagar o preço de um talento para ter os jovens que desejavam. No século III da nossa era, apesar de a legislação punir a prostituição masculina, ela continuava: numerosos *efebos*, ou "adolescentes", se prostituíam com personagens célebres para escapar da pobreza e da indigência. Durante o Império, a maior parte dos prostitutos vinha da Ásia e da África para servir os patrícios ricos. Os preferidos dos romanos eram os egípcios, sírios e mouros. Esses meninos de cabelos longos e frisados não só satisfaziam os prazeres sexuais dos seus senhores, mas também serviam nas festas e nos banquetes, em que cantavam, dançavam ou contavam histórias obscenas, além de lavarem os pés e as mãos dos convidados e de servirem a mesa.

Fonte de renda

A prostituição masculina era tão comum durante o Império que os impostos arrecadados por essa prática constituíam uma importante fonte de receita para o tesouro romano. O lucro para os cofres públicos era tanto que, mesmo após o cristianismo ter pregado a intolerância à prostituição masculina, os imperadores não puderam abrir mão dessa fonte de receita.

Invioláveis

Os jovens romanos livres eram intocáveis. Não podiam ser explorados sexualmente. Os patrícios tinham de recorrer a jovens escravos para satisfazer seu apetite. Nos banhos, os jovens livres usavam um talismã ao redor do pescoço indicando que a lei garantia sua inviolabilidade. Quanto aos escravos que serviam nesses locais...

As lobas romanas

Machões

Como os gregos, os romanos consideravam a prostituição uma necessidade para a segurança de suas esposas. Em Roma, acreditava-se que as prostitutas contribuíam para preservar a moral e a fidelidade das "mães da família romana". Os romanos afirmavam que a prostituição era uma das melhores garantias da honra da família. Há até mesmo uma história, contada por Valério Máximo, de um jovem que se apaixonou por uma mulher casada. Como o adultério era punido com a morte, seu pai, vendo-o em perigo, mandou-o frequentar um bordel e, com isto, conseguiu que deixasse a amante.

Estilo de vida

A prostituição era indissociável da vida romana. Nas peças de Plauto (c. 254-184 a.C.) e de Terêncio (c. 185/195-159 a.C.) há sempre prostitutas prestes a arruinar os filhos das boas famílias, após iniciá-los no amor. As prostitutas de Roma da época de Plauto se parecem com as de Atenas: gostam de beber, de comer e de sensualidade. Eram chamadas de cortesãs ou lobas. Por isso, o lugar onde se recebiam os clientes era chamado de *lupanar*, ou "covil dos lobos". Isso porque, segundo relatos, as prostitutas "uivavam como lobas" para atrair seus clientes.

Covil do sexo

Os lupanares, ou "covil de lobos", eram as casas de prostituição na Antiguidade romana. Ao ouvir o uivo das prostitutas, o cliente devia apenas seguir as imagens pornográficas e os falos desenhados na calçada, os quais mostravam o caminho para o lupanar, como se fossem setas indicadoras. Deitada num banco de pedra, num claustro estreito, a prostituta atendia o cliente, que a escolhia conforme a especialidade sexual que ela praticava – informada por meio de um afresco sobre a entrada do quarto onde ela atendia.

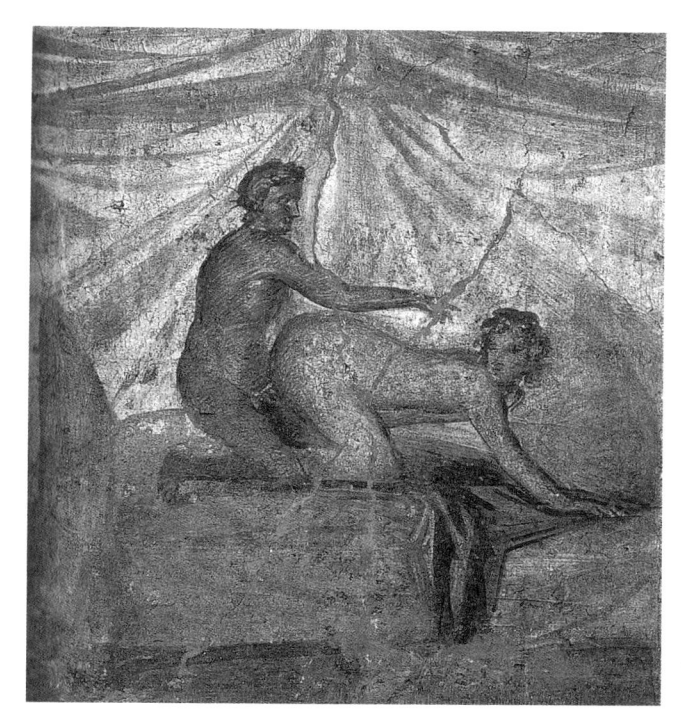

Afresco em Pompeia, século I

Categorias

Em Roma, havia duas categorias de prostitutas, as que frequentavam os quarteirões pobres de *Suburra* e aquelas dos quarteirões privilegiados de *Aventino*. As meretrizes (prostitutas de "baixa classe") eram conhecidas por suas especialidades e dependiam de um proxeneta, uma espécie de cafetão, geralmente uma mulher, que organizava os encontros. Já as prostitutas de luxo, as "independentes", buscavam parecer elegantes para seus amantes, por isso escondiam a pobreza. Havia, também, as prostitutas de luxo, normalmente mulheres da alta classe social que, após ficarem viúvas ou se divorciarem, procuravam homens que pagassem pelos seus favores. Plutarco chamou-as de "mulheres pouco honestas". Outros autores, como Catulo, Tibullo, Propercio e Ovídio, também as descrevem. Por eles sabemos que essas mulheres possuíam educação refinada e conversação brilhante; que eram lindas e andavam bem-vestidas e penteadas, cultivando, enfim, enorme poder de sedução.

Moda

Era impossível para um romano confundir uma prostituta com uma mulher "honesta"; a matrona se vestia com uma longa túnica branca, enquanto a meretriz, com uma toga colorida e curta. Segundo o dramaturgo Plauto (230-184 a.C.), a cada ano, as prostitutas seguiam uma moda mais excêntrica, o que permitia que fossem logo reconhecidas.

Prazer privativo

Os romanos ricos costumavam ter em suas casas pequenos lupanares privativos e alugavam prostitutas de luxo, que eram igualmente musicistas, dançarinas, cantoras. Elas podiam ser contratadas por períodos de algumas semanas, meses ou até por ano.

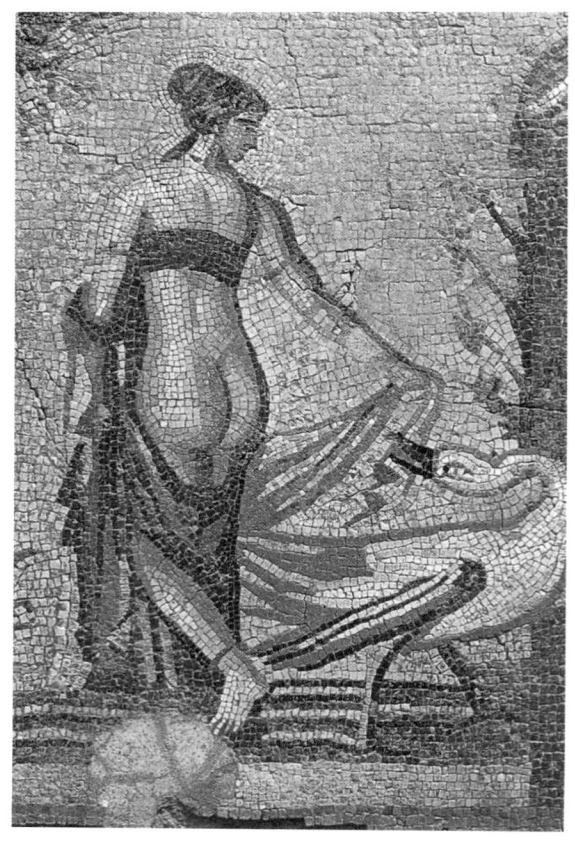

Leda e o cisne, mosaico do século III a.C.

As festas das prostitutas

As prostitutas romanas também tinham suas festas cívicas. As Florálias eram jogos consagrados à deusa Flora, divindade da fecundidade e do prazer. Flora havia sido uma rica cortesã que legara sua fortuna aos romanos, pedindo-lhes que celebrassem jogos a cada ano em sua memória. Nessas festas as prostitutas desfilavam, gozando de respeito e admiração. Nas Vinálias celebradas em agosto e em abril, os meses de Vênus, as prostitutas tinham igualmente um lugar importante. Na festa celebrada em honra a *Bona Dea*, mulheres da nobreza, às vezes, se prostituíam.

Enquanto isso, no Oriente...

Mais que um simples manual erótico

Num momento qualquer entre o século I e VI da nossa era, um velho sábio hindu, Mallinaga Vatsyayana, na cidade sagrada de Benares, escreveu um dos mais importantes estudos sobre o sexo de todos os tempos, o *Kama Sutra*. Vatsyayana, seguindo um antigo costume hindu, dedicava a parte final da vida ao estudo da religião, compondo sua obra "de acordo com os preceitos das Escrituras Sagradas", conforme ele mesmo registrou. Foi com esse intuito espiritual que Vatsyayana analisou e versou sobre os princípios do prazer sensual, "tão necessário para o bem-estar do corpo quanto o alimento".

O *Kama Sutra* é, provavelmente, a obra mais famosa sobre sexo jamais escrita. No entanto, apenas a segunda parte da versão de *Sir* Richard Burton, o tradutor que introduziu essa obra no Ocidente, aborda exclusivamente o sexo e suas práticas. A primeira parte é um tratado sobre medicina, higiene, astrologia, simpatias e encantamentos.

As fontes que Vatsyayana usou para compor o *Kama Sutra* faziam parte da vasta erotologia hindu já existente no século I a.C. *Kama Sutra* significa "aforismos sobre o amor". O *sutra*, ou aforismo – a mais breve definição de um princípio –, era muito usado na Índia dessa época. As mais importantes obras em sânscrito sobre lógica, gramática e filosofia foram escritas em forma de *sutras*.

Vatsyayana escreveu um livro para ambos os sexos, com o objetivo de ajudar homens e mulheres a se conhecerem e aproveitarem melhor um ao outro. Nesse sentido, *Kama Sutra* é uma obra-prima sobre tolerância e bom senso, um dos mais importantes livros já escritos.

Com o passar do tempo, *Kama Sutra* foi acrescido de comentários. Os acréscimos e as explicações que ficaram mais associados ao texto original são os de Jayamangala, escritor do século X. Esses comentários foram usados por Burton na sua versão.

Kama Sutra – (excerto da versão de Richard Burton)

A aquisição do Darma, Arta *e* Kama
O homem, cujo período de vida é de cem anos, deve praticar o *Darma*, *Arta* e *Kama*, em épocas diferentes e de uma maneira que se harmonizem, sem colidir, de maneira alguma. Ele deve aprender e se ater ao *Arta* e ao *Kama* na sua infância, juventude e idade adulta. Na velhice, ele deve praticar o *Darma* e buscar alcançar o *Moksha*, a libertação do ciclo de transmigrações. [...]
O *Darma* é a obediência ao comando da *Shastra*, as leis sagradas hindus, que prescrevem as ações e os sacrifícios a serem executados. Deve ser aprendido pelo *Shruti* (textos sacros) e com um guru (professor).
Arta é a aquisição das artes, terra, ouro, gado, riquezas e amizades. Também é a conservação do que se obteve e o esforço para aumentar o que se tem. Deve ser aprendido com os oficiais do rei e com os mercadores versados nos modos do comércio.
Kama é o prazer proporcionado pelos objetos apropriados aos cinco sentidos, audição, tato, visão, paladar e olfato, assistidos pela mente com a alma. O ingrediente nesse contato peculiar entre o órgão de sentido e o objeto, bem como a consciência do prazer que surge desse contato, é chamado de *Kama* (amor). *Kama* deve ser aprendido do *Kama Sutra* (aforismos do amor) e da sua prática entre as pessoas.
Assim, escrevi em poucas palavras a "ciência do amor", após ler os textos dos antigos autores e praticar os modos de prazer mencionados por eles. Aquele que se familiariza com esses prin-

cípios tem consideração pelo *Darma*, pelo *Arta* e pelo *Kama* e pelas suas próprias experiências. Ele não age movido simplesmente pelos impulsos do seu próprio desejo. [...]
Essa obra não se destina a ser meramente um instrumento para satisfazer nossos desejos. Uma pessoa que conhece os verdadeiros princípios dessa arte, que preserva seu *Darma*, *Arta* e *Kama* e que tem consideração pelo outro, certamente terá domínio sobre si mesma. Sem se tornar uma escrava das paixões, essa pessoa terá sucesso em tudo aquilo que vier a empreender.

In: *Kama Sutra, Ananga-Ranga, Perfumed Garden:* the classic eastern love texts translated by Sir Richard Burton. S. l.: Hamlyn, [s.d.] (Tradução livre do autor).

Bacanal árabe

Na Arábia pré-islâmica, havia um tipo de bacanal poliândrico chamado *Nikah Ijtimah*, ou "casamento combinado". De acordo com o *Livro de Nikah*, de Sahih al Bukhari (810-870), um grupo de até dez homens se reunia na casa de uma mulher e faziam, todos eles, sexo com ela. Se ela engravidasse, depois do parto, poderia reunir novamente o grupo que entreteve sexualmente e, mostrando o filho e relembrando o que aconteceu entre eles, escolher o marido que desejasse entre seus amantes. O eleito não podia recusar.

Radical

O patriarca da Igreja primitiva Tertuliano (155-222 d.C.), um dos mais importantes escritores eclesiásticos da Antiguidade, recomendava que seus seguidores fossem emasculados, para que dessa forma pudessem viver, de fato, em plena castidade.

A vida sexual na Idade Média

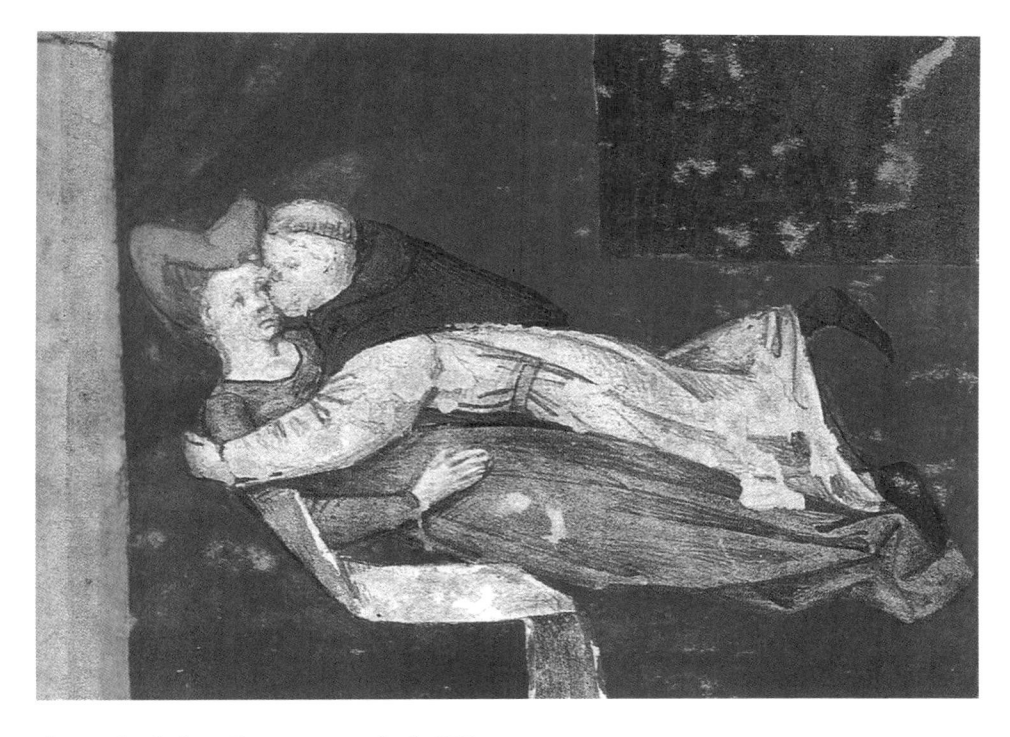

Ilustração do livro Decameron, *século XIV*

Oriente

Espelhos

Wu Chao (c. 625-705 d.C.) foi uma mulher ousada, a primeira chinesa a se tornar imperatriz. Foi também a primeira a usar espelhos como acessório para sofisticar o ato sexual. Na década de 640 d.C., quando ela era consorte do imperador chinês Tai Tsung (626-649 d.C.), Wu Chao ordenou que fossem colocados espelhos ao redor da cama do casal. Os cortesãos insistiram com o imperador que espelhos traziam má sorte, e o governante mandou removê-los. No entanto, quando Wu Chao ascendeu ao trono, após a morte de Tai Tsung, ela recolocou os espelhos no seu quarto para apimentar ainda mais o entretenimento com seus amantes.

A arte do sexo

Um dos romances mais antigos, senão o mais antigo, da Ásia, o *Genji Monogatari,* ou "A história de Genji", escrito no século VIII, trata o erotismo como um dos aspectos centrais da vida da nobreza japonesa. As aventuras sexuais do príncipe Genji, o protagonista dessa longa história, são descritas detalhadamente e num tom que denota a importância da sexualidade como um componente estético da vida cultural – assim como hoje, no Ocidente, a música e as artes. O texto também retrata as práticas sexuais da época. A maioria dos envolvimentos do príncipe acontece com mulheres, mas em pelo menos um episódio Genji acaba lançando mão de uma modalidade comum no Japão da época. Depois de caminhar muito para visitar uma bela mulher que conhecera recentemente, a viagem de Genji se revela inútil. A moça não estava. Tinha ido visitar parentes em outra cidade e iria demorar alguns dias para voltar. Para não perder a viagem, Genji, excitado como estava com as proezas que, ao longo do caminho, imaginara realizar com a mulher, acabou se satisfazendo com o que estava disponível, isto é, o irmão mais novo da moça que ele viera visitar. No fim do episódio, Genji admite que o menino era um parceiro tão satisfatório quanto a irmã.

Sexo zen

O mestre zen Ikkyu Sojun (1394-1481) zombava das regras dos mosteiros e de suas abstinências extremas. Para Ikkyu, suprimir as relações entre homens e mulheres com o intuito de atingir a iluminação não fazia sentido. "Somos feitos de sexo e este fato deve ser acolhido e não evitado", dizia Ikkyu. O mestre, que circulava pela zona boêmia vestindo a túnica dos sacerdotes para mostrar a complementação que há entre a espiritualidade e o sexo, escreveu em um dos seus poemas, "se algum dia você vier/ à minha procura,/ pergunte por mim na peixaria,/ na taverna/ ou no bordel".

Até os samurais

A mesma forma de relacionamento homossexual que existia na Grécia antiga, entre homens mais velhos e adolescentes, era comum no Japão medieval. Até a decadência da sociedade samurai, no século XIX, os guerreiros cultivavam esse tipo de amor, ao qual chamavam *Shudo*.

Exceção à regra

Apesar de o *sutra* da rede de Brahma – um dos maiores preceitos do budismo – especificar que um discípulo de Buda não deve envolver-se em atos licenciosos ou encorajar outros a fazê-lo, o zen-budismo, a versão japonesa dessa religião, abriu uma exceção à regra. Nessa vertente do budismo não existe o voto do celibato – a maioria dos monges se casa. Isso porque, durante o século XVI, um período em que o Japão enfrentava sérios conflitos internos, quando diversos mosteiros foram destruídos em guerras civis, descobriu-se que nesses mosteiros viviam crianças filhas dos monges e das monjas. O imperador determinou, então, que essa regra fosse alterada no budismo japonês.

Instituição nacional

Uma confusão comum que se faz com relação à cultura sexual do Japão tem a ver com uma instituição nacional, a gueixa. Longe de ser uma prostituta, a gueixa é uma mulher treinada nas artes e na conversação, disponível para encontros não sexuais com uma clientela masculina. As gueixas diferiam das esposas dos seus patronos por serem cultas, uma vez que no Japão tradicional as mulheres não tinham nenhum preparo, exceto o destinado a executar tarefas domésticas. Essa falta de cultura limitava muito o usufruto da companhia das esposas por parte dos maridos. As cultas gueixas preenchiam, então, essa lacuna social e eram bem pagas para isso. De fato, as gueixas podiam se expressar eroticamente e se relacionar sexualmente. Em geral, elas tinham – e continuam a ter – um patrono com quem compartilhavam intimidade sexual. O sexo, porém, não é parte da sua atuação ou da sua responsabilidade como gueixa.

Objeto do prazer

No século XIII, na China, surgiram os primeiros anéis penianos destinados a aumentar o prazer da mulher. Eram feitos de pálpebras de cabras com os longos cílios endurecidos. As pálpebras eram presas ao redor do pênis intumescido e os cílios, supostamente, aumentavam sobremaneira o prazer da mulher durante o ato.

Macho para todo mundo ver

No fim da Idade Média, os nobres indianos costumavam posar para retratos praticando as atividades que mais lhes agradavam. Era muito comum serem pintados no ato sexual com sua esposa ou concubina preferida.

Máquina do sexo

Na Índia e no mundo islâmico medieval, havia um curioso equipamento sexual que consistia em roldanas presas ao teto nas quais se suspendia a mulher pelos pulsos, pelos tornozelos e pela cintura. O homem podia ficar em pé e balançar a mulher suspensa, enquanto a penetrava, ou permanecer deitado e ela por cima, enquanto ele a içava e a descia, produzindo dessa forma o prazeroso movimento de vaivém.

Arranjos diferentes

Uma forma de casamento comum no Tibete medieval era a poligamia. A maioria dos reis tibetanos tinha várias esposas. Quanto ao restante dos súditos, até 1949, o número de monges no Tibete era de cerca de 11% da população, reduzindo drasticamente a quantidade de homens disponíveis, o que gerava uma tendência natural à poligamia. Ainda hoje, em áreas pouco povoadas pode ser difícil encontrar um marido. Por isso, uniões peculiares acabam acontecendo. Não é raro um homem se casar com a sogra viúva, com as cunhadas que perderam os maridos ou até mesmo com as enteadas.

A poliandria também não é incomum. Quando, por alguma condição especial, as mulheres são raras ou para evitar a divisão de uma propriedade, ainda hoje é bastante usual que irmãos compartilhem uma mesma esposa. Geralmente isso é considerado uma indicação de harmonia entre os irmãos. Algumas vezes, os maridos não são irmãos, mas têm alguma relação econômica. Como a poligamia, a poliandria tem suas regras. A esposa tem um quarto só para ela e, à noite, coloca um aviso do lado de fora da porta indicando quem escolheu para dormir com ela.

Perfume de jardim

Um do pilares da literatura erótica muçulmana foi produzido no início do século XV pelo xeque Nefzawi. Entre 1410 e 1434, Nefzawi escreveu *O jardim perfumado do deleite sensual*, um tratado poético e bem-humorado sobre sexo. O livro traz ponderações e dicas do tipo "qualidades que as mulheres buscam nos homens", discussões sobre o tamanho ideal "do membro viril", "diferentes posturas para o coito" e outras considerações do gênero. Há também breves descrições do comportamento sexual de alguns animais. Nefzawi se destaca pela habilidade de sua escrita. O humor chega ao pico com a lista de nomes do "membro viril" e dos "órgãos femininos", e divertidas explicações para eles. No geral, *O jardim perfumado...* estimula os prazeres do sexo, louvando-o como uma das mais latentes expressões de humanidade.

> *O jardim perfumado...* – (excerto da versão de Richard Burton)
>
> Qualquer posição deixa de ser satisfatória se tornar o beijo impossível. O prazer será incompleto, pois o beijo é um dos mais potentes estimulantes de que o homem e a mulher

podem gozar, particularmente para a mulher, em especial se ela estiver só e abrigada de olhares indiscretos.

Alguns afirmam que o beijo é parte integral da cópula.

O beijo mais prazeroso é aquele dado em lábios ardentes e úmidos, acompanhado da sucção dos lábios e da língua, de forma que se produza uma saliva doce e intoxicante. O homem deve provocar essa exudação da mulher mordiscando gentilmente os lábios e a língua dela, até que ela secrete uma saliva particular, doce, delicada, mais agradável que mel diluído em água e que não se mistura à saliva comum que ela produz. Isso causa no homem uma sensação de tremor em todo o corpo e é mais intoxicante que vinho forte.

O beijo deve ser sonoro. Seu som, leve e prolongado, chega ao pico entre a língua e o lado úmido do palato. É provocado por um movimento da língua na boca e pelo deslocar da saliva causado pela sucção.

O beijo dado nos lábios acompanhado do som feito quando se chama um gato dá mais prazer que qualquer outra coisa. É um beijo normalmente dado em crianças, ou nas mãos, mas quando é dado durante a cópula provoca deliciosa volúpia. Você deve aprender a diferença.

Saiba, porém, que todos os beijos e as carícias mencionados não significam nada sem a introdução do pênis. Abstenha-se, então, se não puder copular, ou você acenderá um fogo que apenas uma separação estéril pode apagar.

In: *Kama Sutra, Ananga-Ranga, Perfumed Garden:* the classic eastern love texts translated by Sir Richard Burton. S.l.: Hamlyn, [s.d.] (Tradução livre do autor).

Europa

Valor de troca

No Ocidente, antes da Idade Média, a virgindade era pouco valorizada. Acredita-se que começou a ganhar importância entre os séculos IV e XV, quando os membros das classes abastadas passaram a atribuir-lhe valor de troca comercial e econômico. Quando os homens começaram a pagar dotes e a exigir a integridade da esposa – vista quase como "mercadoria" –, a virgindade começou a ganhar importância e a ser sinônimo de *status* em todas as camadas da sociedade.

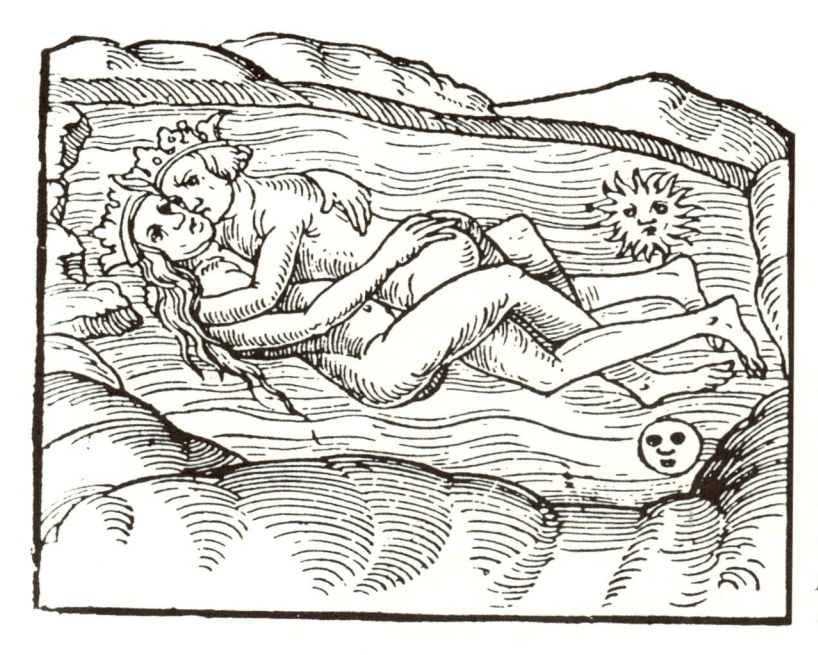

A união mística do masculino e do feminino era um dos preceitos da alquimia

Virgens e prostitutas

A Idade Média na Europa testemunhou um paradoxo universal de tolerância e condenação com relação à prostituição. Ao mesmo tempo que era considerada pecado, uma vez que se tratava de fornicação, a prostituição era reconhecida pela Igreja e pelas autoridades como um "mal menor" necessário. Em 1358, o Grande Conselho de Veneza declarou a prostituição "absolutamente necessária para o mundo". Ela era aceita porque se acreditava que os jovens iriam buscar relações sexuais independentemente das opções disponíveis. Assim, a prostituição servia para proteger as mulheres "respeitáveis" da sedução e até mesmo do estupro, além de preservar a "honra" das donzelas.

Santuário do arrependimento

Embora as autoridades civis europeias afirmassem que a prostituição era necessária, o clero não defendia a ideia com entusiasmo. A Igreja denunciava a prostituição como amoral, mas, conforme Santo Agostinho (354-430) explicou: "se a prostituição for banida da sociedade, a luxúria trará desordem". Por isso, a posição das autoridades eclesiásticas com relação a essa profissão era relutante. A maioria dos clérigos incitava as prostitutas a abandonarem esse estilo de vida, se casando ou se tornando freiras. De fato, havia muitos mosteiros destinados especialmente às prostitutas que desejavam desistir da profissão.

Colhendo rosas

Na Itália medieval, as prostitutas ocupavam um lugar determinado da cidade. Em geral, as ruas que incluíam a palavra "rosa" eram quase sempre destinadas a elas. A expressão "colher uma rosa" era uma metáfora comum da época para designar o ato de contratar os serviços de uma profissional do sexo.

Outra restrição que os italianos, em particular, e os europeus, em geral, faziam era com relação às roupas que as prostitutas podiam usar. Com o intuito de distingui-las das mulheres "decentes" e evitar confusão, as autoridades exigiam que as prostitutas adotassem um tipo específico de vestuário determinado pelo governo das cidades. Em Milão, por exemplo, as profissionais tinham de usar uma capa negra, enquanto em Florença, elas eram obrigadas a usar sinos nos chapéus. Um cidadão que encontrasse uma prostituta vestida de forma diferente da determinada tinha o direito legal de despi-la onde quer que ela estivesse.

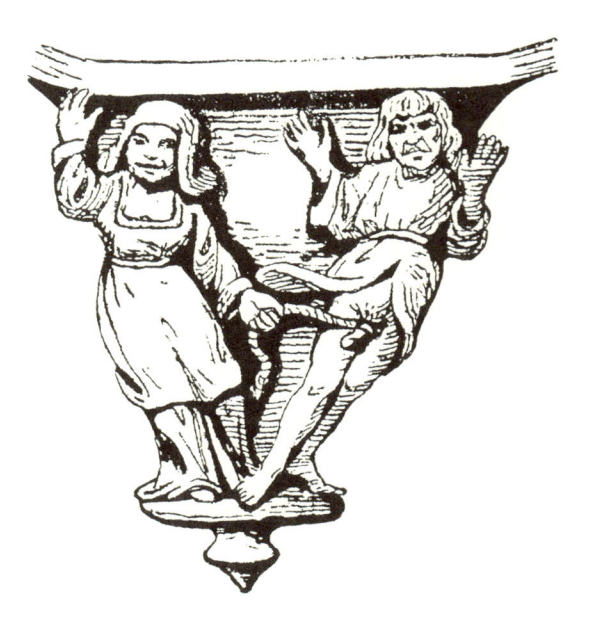

Detalhe de igreja medieval

Iniciação involuntária

Apesar de todo o moralismo que envolvia a sexualidade durante a Idade Média, as meninas costumavam perder a virgindade muito cedo e – quase sempre – contra sua vontade. Registros disponíveis relativos à cidade de Londres indicam que as moças que iam trabalhar como criadas nas casas da cidade podiam esperar uma iniciação sexual forçada por parte do seu patrão, ou até mesmo ser "alugada" por sua patroa. Uma petição ao chanceler de Londres pelos pais da jovem Elizabeth Mappulton, de catorze anos, afirma que a moça foi forçada a manter relações sexuais com o patrão durante um ano. Ela reclamou aos pais, que queriam protegê-la, mas não podiam tirá-la da casa, pois precisavam do salário que Elizabeth recebia. Seus pais pediam uma compensação financeira pelo fato de o homem ter tirado a virgindade da filha, uma exigência comum nesses casos. Como de costume, o dinheiro foi pago ao chanceler da cidade, que manteve o valor consigo até a maioridade de Elizabeth – ou até ela se casar.

Apenas as mulheres que se casavam cedo e pertenciam às classes sociais mais elevadas podiam esperar ser iniciadas sexualmente no casamento. Mesmo assim, isso não era garantia.

Um bom negócio

O concubinato – quando um homem e uma mulher vivem como marido e esposa sem serem legalmente casados – era uma opção da qual as famílias pobres podiam lançar mão para ascender socialmente e conseguir apoio financeiro para as filhas solteiras. Na verdade, o aspecto mais tentador do concubinato era o econômico. Firmavam-se contratos que estabeleciam fidelidade sexual em troca da obrigação de sustento. De vez em quando, podia até mesmo acabar em casamento.

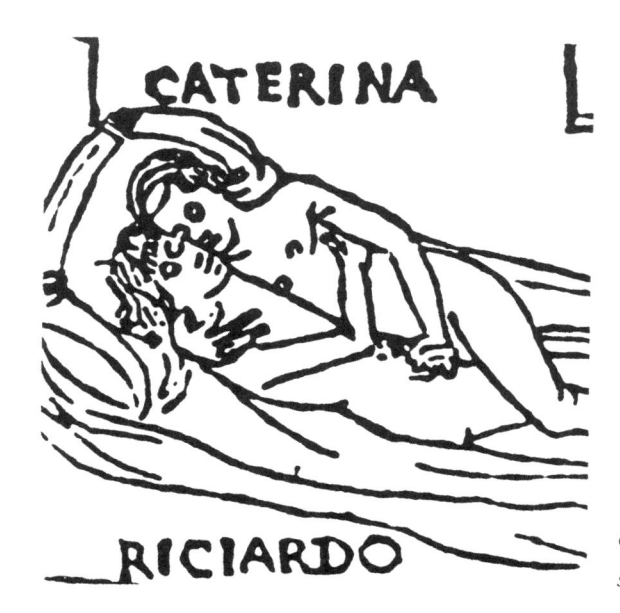

Gravura do livro Decameron, *século XIV*

Prisão domiciliar

Uma das soluções que os zelosos pais das donzelas da classe aristocrática encontravam para afastá-las da tentação do sexo era mantê-las trancadas longe da vista de todos.

Calcinha de ferro

Quando se pensa em cinturões de castidade, logo vem à mente a imagem de um tipo de calcinha de ferro com um cadeado, da qual lançavam mão alguns cruzados ciumentos, os quais, não desejando deixar suas solitárias esposas "totalmente disponíveis", obrigavam-nas a usar esse suplício. Essa imagem, porém, é mito.

Nunca houve cinturões de castidade na Idade Média. A ideia é uma criação das mentes vitorianas, que inventaram e usaram, de fato, algo parecido com esses incômodos aparelhos. O desenho mais antigo de um cinturão de castidade data do século XVI. Entretanto, é só um projeto que nunca saiu do papel.

O *conceito* de cinto de castidade data, sim, da Idade Média, mas era usado na poesia com sentido metafórico, evocando uma promessa de fidelidade. Assim, o cinturão de castidade não era uma imposição do homem sobre a mulher, mas adotado voluntariamente. Nos poemas, não há nenhuma menção de ferro ou chaves. Ao contrário, os cinturões de fidelidade das poesias eram feitos de pano.

Os cintos de castidade apareceram muito depois, no século XIX. Também estes não eram impostos às mulheres. Não se tratava, portanto, de um instrumento para controlar a fidelidade da esposa. Na verdade, as mulheres usavam cintos de castidade para evitar serem estupradas nos locais de trabalho. Durante a era vitoriana, alguns médicos recomendavam cintos de castidade para adolescentes a fim de evitar que se masturbassem, uma vez que essa prática era vista como doença, tanto física como moral.

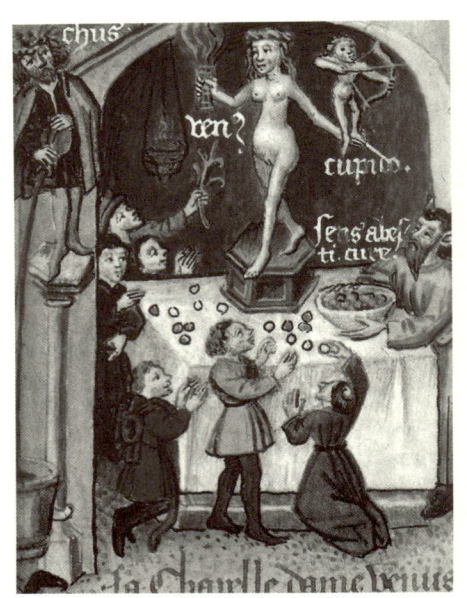

A maioria dos cinturões de castidade expostos em museus foi testada para confirmar sua verdadeira idade. O resultado das investigações levou o Germanisches Nationalmuseum, em Nuremberg, Alemanha, o Museu Cluny, em Paris – dedicado ao período medieval –, e o Museu Britânico, em Londres, a corrigirem a data para épocas pós-medievais ou até mesmo a retirarem esses objetos de suas coleções.

A capela de Vênus, século XV

Domínio

No País de Gales, durante a Idade Média, havia uma lei que permitia ao marido surrar sua mulher com uma vara da grossura de seu dedo médio e do comprimento de seu braço. Mas ele só podia golpeá-la três vezes em qualquer lugar do corpo, menos na cabeça.

Sexo e a Igreja medieval

Sodomia medieval

A Igreja de Roma, herdeira e defensora dos moralismos do Império romano, restringiu, durante a Idade Média, o sexo de uma maneira nunca vista na História. Naquela época (e os resquícios chegam até hoje), toda atividade sexual recreativa era proibida e tida como profana. O termo usado para esse tipo de atividade sexual era *sodomia*. Mesmo dentro do casamento, qualquer atividade além do coito, como sexo oral, anal ou masturbação mútua, era proibida não só por ser contraceptiva (o que caracterizava a prática do sexo apenas pelo prazer), mas por ser considerada uso inapropriado da genitália.

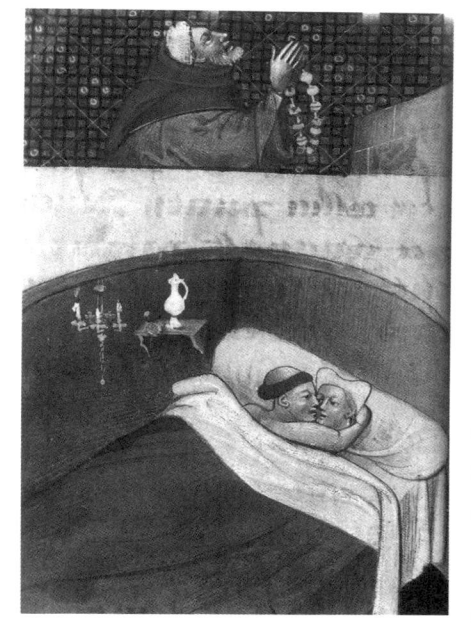

Restrição

A Igreja medieval proibia o ato sexual nas seguintes circunstâncias: "Quando a esposa estiver menstruada, grávida ou amamentando; durante a Quaresma, o Advento, a Semana de Pentecostes, ou a Semana da Páscoa; nos dias de festa, nos dias de jejum, aos domingos, às quartas-feiras, às sextas-feiras e aos sábados; à luz do dia; se estiverdes nu; se estiverdes na igreja; *a não ser que estejais concebendo um filho*".

Ilustração do livro Decameron, *século XV*

Não tão convictos

No século XI, a Igreja de Roma passou por reformas que determinaram novas regras; entre elas o celibato dos sacerdotes, que até então era opcional, passou a ser obrigatório. Não é preciso dizer que essa mudança enfrentou forte resistência entre os clérigos casados e outros. Na verdade, inicialmente, ninguém deu atenção à regra, mesmo depois de ela ter se tornado lei. O concubinato e a fornicação, isto é, sexo sem compromisso de casamento, continuaram a ser prática comum do clero até o fim do século XIV. As próprias autoridades eclesiásticas eram permissivas, pouco fazendo para denunciar e punir os infratores. De fato, a elite da Igreja também se comportava da mesma maneira. No fim da Idade Média, o clero constituía 20% da clientela dos bordéis e casas de banho de Dijon, França. A situação era semelhante em toda a Europa. E se o número de sacerdotes que mantinham relações estáveis de marido e mulher for incluído, dificilmente se poderá dizer que o clero da Idade Média – apesar de todas as restrições que pregava contra o sexo – era celibatário.

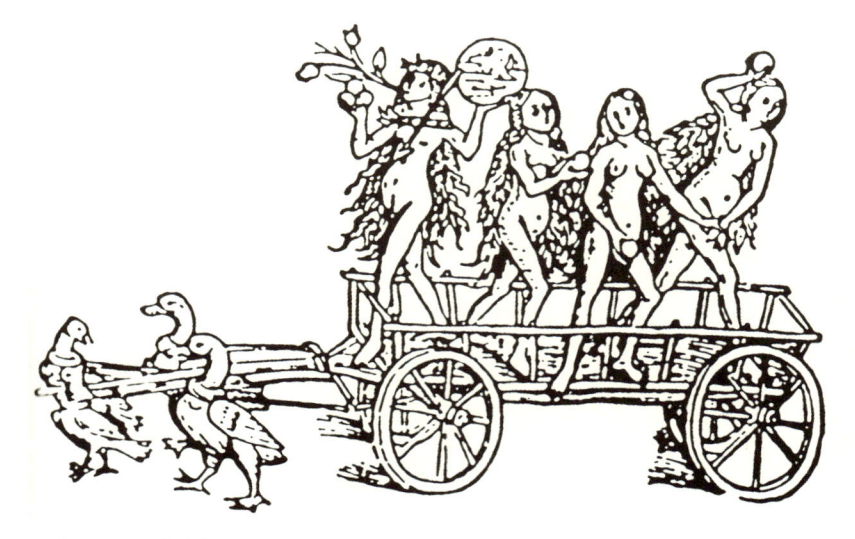

Crônica saxã, 1492

Posições medievais

Os esforços da Igreja para exercer domínio em todas as esferas da vida incluíam restringir ao extremo as práticas sexuais. Todos deveriam se voltar apenas para Deus em busca de salvação. O sexo representava uma ameaça porque podia desviar os fiéis de suas obrigações espirituais. E uma das formas de deixar o sexo menos interessante era a proibição de se assumir outras posições além daquela atualmente conhecida como "papai e mamãe".

Para fazer valer a proibição, além do confessionário, o clero cristão semeava boatos a respeito da variação das posições sexuais – algo tido como antinatural. Dizia-se, por exemplo, que, se a mulher ficasse por cima durante o ato, o homem podia engravidar – como o personagem Calandrino, de um dos contos do *Decameron* do poeta italiano Giovanni Boccaccio (1313-1375). A cópula por trás, com a mulher pondo-se de quatro para ser penetrada, era considerada uma posição animalesca que podia transformar a amante em uma égua.

As autoridades médicas também concordavam com essa crença. Um tratado do século XIII, o *De Secretis Mulierum* [Os segredos das mulheres], sustenta que as crianças que nascem com malformações foram concebidas por meio de posições "não naturais".

Atrás não!

A dissolução do casamento era algo impensável para a Igreja medieval. Nem mesmo o adultério justificava a separação. No entanto, havia um pecado considerado tão hediondo aos olhos do clero católico que permitia a anulação desse sacramento. O papa Inocêncio IV (pontificado de 1243 a 1254) declarou que somente as mulheres cujos maridos as forçavam a praticar sexo anal podiam obter o divórcio.

Homossexuais

Sentença capital

Como o sexo recreativo, o homossexualismo também era reprimido na Idade Média. A punição para essa preferência sexual era, porém, a mais severa de todas. Invariavelmente, os amantes homossexuais eram condenados a morrer na fogueira.

Eduardo II

Os reis homossexuais, em razão de sua imunidade, tinham um pouco mais de liberdade para exercer sua sexualidade do que seus súditos. A preferência por homens de Ricardo I, mais conhecido pela alcunha de Coração de Leão (1157-1199), rei da Inglaterra e herói da Terceira Cruzada, por exemplo, era notória. Outro rei inglês famoso pelo homossexualismo foi Eduardo II (1284-1327). Contudo, ao contrário do rei Coração de Leão, ele sofreu na carne as dores do preconceito medieval com relação à sua opção sexual.

Eduardo II outorgava poder aos seus amantes em detrimento dos barões. Esse comportamento leviano acabou levando à sua deposição e a seu assassinato.

Eduardo não gostava muito das responsabilidades do trono. Preferia a diversão. Tendo sido completamente manipulado pelo pai, o novo rei era sempre dominado por alguma figura masculina de personalidade mais forte. Nos primeiros anos do seu reinado, Piers Gaveston (c. 1284-1312) assumiu esse papel. O rei concedeu ao amigo o ducado da Cornuália – o mais rico da Inglaterra, normalmente destinado ao segundo filho dos reis. Além disso, Gaveston chegou até mesmo a assumir o trono, quando Eduardo viajou à França.

É claro que a generosidade do rei despertou a ira da nobreza. Alguns barões se rebelaram contra Eduardo, capturaram e executaram Gaveston. No entanto, apesar de o rei não punir os rebeldes, ele voltou a eleger favoritos. Hugh Despenser (1286-1326) logo se tornou uma ameaça para toda a Inglaterra, cobrando impostos exorbitantes e tomando terras com o apoio do rei. Uma vez mais os barões se rebelaram, mas foram derrotados. Agora, Despenser estava mais poderoso – e mais maquiavélico – do que nunca.

Quem se ergueu contra o amante do rei foi a rainha Isabela (1295-1358). Não que ela se importasse com as preferências sexuais do marido, mas a incomodava sobremaneira o modo como os súditos e antigos aliados eram tratados. A gota d'água veio quando, após uma batalha contra os escoceses, Eduardo abandonou a esposa à própria sorte, enquanto fugia com o amante.

Ajudando um poderoso inimigo do rei, Roger Mortimer, a escapar da prisão, Isabela reuniu com sua colaboração um poderoso exército e terminou por derrotar Eduardo II e Despenser. O rei foi deposto e seu amante, enforcado como um ladrão comum e esquartejado como traidor. Ao rei, porém, Isabela reservou uma vingança maior.

Eduardo II não fora condenado à morte pelo Parlamento, mas seria perigoso para Isabela mantê-lo vivo. Assim, ela tramou um assassinato que, ao mesmo tempo que punia sua predileção sexual, não deixaria nenhuma marca exterior de violência em Eduardo II. Uma noite, o rei deposto foi agarrado, imobilizado e teve um cano de cobre enfiado no reto. Em seguida, uma barra de ferro incandescente foi introduzida através do cano, queimando a parte inferior do intestino e provocando uma morte extremamente dolorosa.

Mulheres medievais

Contraceptivos

Mesmo sendo considerado crime passível de severa punição, os medievais lançavam, sim, mão de métodos contraceptivos. Alguns eram bem primitivos, como a mulher ficar pulando após o coito para o esperma sair do seu corpo. Nossos ancestrais usavam também toscos preservativos feitos com o intestino de animais. No entanto, os métodos contraceptivos mais comuns da Idade Média eram chás, beberagens e poções abortivas. Muitas dessas "receitas" são usadas ainda hoje em diversas partes do mundo.

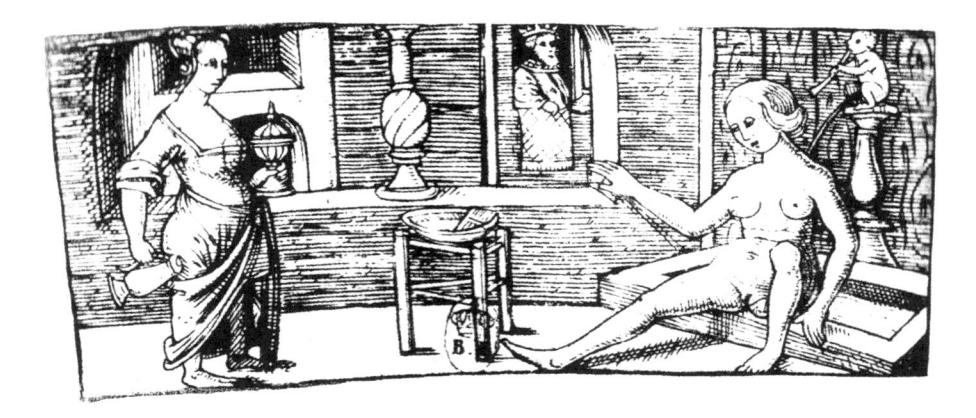

Hans Sebald Beham, Davi e Bathsheba, *c. 1425*

Furor uterino

Contrariamente ao moderno estereótipo de que os homens são mais suscetíveis ao desejo sexual do que as mulheres, na Europa medieval acreditava-se que elas eram mais lascivas do que eles. O pensamento comum era o de que as mulheres precisavam de mais sexo do que os homens para se satisfazerem. Além disso, a ideia geral era a de que elas sentiam muito mais prazer do que eles durante o ato sexual. Os homens eram tidos como criaturas racionais, ativas e mais próximas do reino espiritual, enquanto as mulheres eram naturalmente mais inclinadas à luxúria.

A pensadora e musicista religiosa Hildegard von Bingen (1098-1179) não concordava, porém, que as mulheres tinham um desejo sexual mais forte do que o homem. Em lugar disso, Hildegard enfatiza a passividade da mulher durante o ato. "[A mulher] é como o assoalho onde se debulha o trigo, golpeada pelas pancadas dele, emanando ondas de calor, quando os grãos se debulham dentro dela", escreveu ela.

Flores do mal

A autoridade eclesiástica europeia era particularmente assombrada pela ideia da luxúria feminina. Para a Igreja, as mulheres eram a fonte de todo mal. Essa noção, que se disseminava em todos os setores da sociedade, sustentava que as mulheres tinham paixões incontroladas, deixavam-se seduzir facilmente por qualquer bajulação, e, por serem incapazes de manter segredo, eram indignas de confiança. E a lista não para aí: eram vistas como invejosas, falsas, geniosas. A cereja do bolo era a ideia de que, como filhas de Eva, tinham o poder de seduzir o homem e os deixar à mercê do Diabo. Por isso, deveriam ser punidas durante toda sua vida pelos erros de Eva. Tertuliano (século III), o primeiro teólogo cristão importante a escrever em latim, dizia que as mulheres deviam cobrir seus corpos e se fazerem o mais feias possível, pois elas eram "os portões do inferno... as primeiras a desobedecer à lei divina, aquela que persuadiu aquele a quem o Diabo não é valente o bastante para atacar. Tu destruíste tão facilmente a imagem de Deus. Por conta do teu pecado, até mesmo o Filho de Deus teve de morrer". Por essas e por outras que o sexo, especialmente o adúltero, não era só pecado, mas crime, e o amor considerado doença.

Modos e maneiras

Doença

Os médicos medievais costumavam receitar remédios contra o "mal do amor", um estado indesejado que julgavam ser uma patologia tanto física quanto mental.

Primeira noite

Uma lei medieval garantia a primeira noite com a noiva – justamente a noite de núpcias – ao senhor do feudo onde o casamento se realizara. Porém, o senhor não tinha apenas esse direito. Outra lei garantia que "se um nobre desejasse uma camponesa tão fortemente a ponto de não conseguir resistir a tentação, ele podia estuprá-la livremente no local, pois uma abordagem civilizada não teria efeito numa mulher que certamente não tem capacidade de sentir amor".

Diversão erótica

Uma diversão erótica da baixa Idade Média, o período entre 1300 e 1450, consistia em banquetes durante um banho ao ar livre: o casal imergia nu em uma banheira ao sol, banqueteando e ouvindo a música dos menestréis.

Exibicionismo medieval

Um bom exemplo de exibicionismo medieval foi encenado por uma nobre inglesa, cujo intuito era convencer o marido a ceder à sua vontade. A história mesclada de lenda relata que Lady Godiva (c. 990-1067), se apiedou do povo de Coventry, oprimido pelos pesados impostos cobrados pelo senhor daquele feudo, seu marido Leofric (968-1057), conde da Mércia. A nobre intercedeu em favor dos servos, apelando diversas vezes a Leofric para diminuir os impostos, mas ele não concordava. Godiva não desistiu. Tanto insistiu que Leofric acabou cedendo. No entanto, ele impôs uma condição: Godiva tinha de cavalgar nua pelas ruas da cidade. O conde tinha certeza de que isso faria a esposa desistir. Ledo engano. Godiva realmente passeou nua a cavalo por Coventry, obrigando-o a baixar alguns impostos e a extinguir outros. Uma das versões da história afirma que ela cumpriu sua parte do trato à luz do dia e em plena praça do mercado, exibindo seu belo corpo a todos os que passavam. Outra narrativa, porém, diz que sua épica cavalgada foi precedida de uma proclamação, determinando aos servos que ficassem dentro de casa com as janelas fechadas enquanto Godiva passava nua pela cidade. De acordo com essa versão, a única pessoa da cidade que desobedeceu à proclamação, um alfaiate que ficou conhecido após o episódio como *Peeping Tom* [Tom Espiador], acabou perpetrando uma das primeiras instâncias famosas de voyeurismo. Conta a lenda que Tom fez um buraco na persiana da sua janela para apreciar a beleza de Godiva. Mas os supersticiosos e piedosos medievais trataram de inserir uma punição na história, dizendo que no instante em que Tom a viu nua, ficou cego por causa da ousadia. Modernamente, a atitude de Lady Godiva inspirou a denominação "síndrome de Lady Godiva" para designar o exibicionismo feminino.

Amor cortês

Amor medieval

A repressão ao amor e ao sexo acabou gerando uma contrapartida em que a mulher era valorizada – ao contrário do que pregava o *establishment*. No século XII, surgiu um conceito de amor diferente e duradouro, que iria influenciar os ideais do moderno amor romântico. Foram os trovadores da Provença, no sul da França, que espalharam o ideal do amor cortês, ou *fin amour*, por todo o Ocidente. Eles combinaram dois elementos característicos do amor – sensualidade e espiritualidade – para conceber um tipo de amor único até então. Aproveitando as ideias esboçadas pelo escritor romano Ovídio no seu livro *A arte de amar*, os trovadores provençais estabeleceram que o ideal do amor cortês só podia ser realizado se: a amante fosse casada com outro; as relações amorosas, mesmo que com vários/as amantes, fossem mantidas em segredo; para se agradar a uma mulher, o amante passasse por duras provações; os amantes sofressem fisicamente, tornando-se magros, pálidos e melancólicos; e o ciúme fosse usado para conquistar o afeto do/a amante. Com esse comportamento amoroso em voga, a Idade Média se tornou a era do amor cortês.

Revolucionário

O conceito de amor cortês foi revolucionário, pois baseava o amor entre o homem e a mulher em relações mútuas que envolvem respeito e admiração. O amor cortês elevava a mulher retirando-a do papel secundário até então reservado a ela, colocando-a como parceira do homem em pé de igualdade, inspirando nele civilização e refinamento.

Nessa forma de relacionamento, a mulher era a exaltada *domina* – a "mestra" do relacionamento –, enquanto o homem era seu *servus* – um servidor humilde, porém, leal.

O ato sexual era considerado falso amor, pois remetia à obrigação da esposa de dar filhos ao seu marido e amo. Praticava-se o "amor verdadeiro" com beijos, toques, carícias. Muitas vezes, essa troca de afeto acontecia com os amantes nus. Na verdade, a ausência de penetração pode caracterizar uma busca maior por um prazer erótico mais sutil.

Os trovadores acreditavam que paixão não satisfeita melhorava o caráter dos amantes. Para eles, o amor não podia se manifestar entre marido e mulher. O sentimento sincero só podia existir entre os amantes e nunca dentro do casamento, pois ele acontece apenas quando os amantes doam livremente a si mesmos sem os grilhões da obrigação social ou da necessidade.

Pela primeira vez na Europa, o amor entre homem e mulher era associado ao enobrecimento do caráter.

Corte do amor

O francês Guilherme IX (1071-1126), duque da Aquitânia, é tido como o primeiro trovador. Ele introduziu um novo estilo de vida, de poemas de amor e de comportamento social. Seus conceitos de amor cortês se espalharam por toda Europa e, ainda hoje, permeiam até certo ponto nossos valores.

Em 1233, a neta de Guilherme II, Leonor de Aquitânia (1122-1204), tornou-se rainha da França e, também, da Inglaterra. Por influência sua, a corte era culta, dada à poesia e à música. Para promover o amor cortês, ela estabeleceu a Corte do Amor. Os usos da corte de Leonor baseavam-se na ideia de que o relacionamento amoroso deve se basear em igualdade, consistindo numa interação recíproca de emoções mútuas. No século XII, uma época em que os casamentos visavam apenas a criar ou manter laços políticos e econômicos, isso era uma ideia radical.

Best-seller

Uma das grandes patronas do ideal do amor cortês foi a condessa Maria de Champagne (1145-1198), bisneta de Guilherme IX e filha de Leonor de Aquitânia. Após a morte do marido, enquanto seu filho ainda não tinha idade para assumir o condado, Maria foi responsável pela corte de Champagne. Durante esse período, a condessa patrocinou muitas obras sobre o amor cortês. Um desses textos, o *Tractatus de Amore et de Amoris Remedio* [Tratado sobre amor e seu remédio], uma exposição completa sobre o amor cortês e suas regras, escrito pelo capelão da corte de Maria, André Capellanus (século XII), tornou-se um dos principais manuais amorosos do seu tempo – e de muito depois. O número de idiomas para os quais o livro foi traduzido atesta seu sucesso: por volta do século XVI, o texto circulava em francês, latim, italiano, espanhol e alemão.

Alta classe

Curiosamente, a popularização do ideal do amor cortês – e o crescimento da urbanização na alta Idade Média – levou ao surgimento de uma classe diferente de prostitutas. As cortesãs eram mulheres de alta classe que restringiam seus clientes aos membros da nobreza.

Trágico e real

Provavelmente, nenhuma história ilustra melhor os aspectos que envolviam o amor e o sexo na Europa medieval do que aquela vivida por Abelardo e Heloísa. O drama real que eles encenaram contém todos os elementos romanescos da época: paixão, sexo, amor proibido, gravidez indesejada, fidelidade apesar das circunstâncias, um tutor cruel e poderoso que se opõe aos amantes, tortura, prisão, isolamento e até castração.

Pedro Abelardo (1079-1142), brilhante erudito e teólogo, conheceu a bela órfã Heloisa (1101-1164) em 1117, quando foi lecionar filosofia para a menina, a convite do tio dela, Fulbert, cônego da catedral de Paris. Ele tinha 38 anos, então, e ela dezesseis. Não demorou para que Abelardo caísse perdidamente pela aluna. E como era de esperar numa situação dessas, os encontros não resultaram em estudo. Conforme o próprio Abelardo registrou na sua autobiografia, *Historia Calamitatum*, "sob o pretexto de estudarmos, passávamos horas envolvidos na felicidade do amor. O aprendizado nos dava a secreta oportunidade pela qual nossa paixão tanto ansiava". Foi um caso tórrido. "Nenhum grau do progresso do amor deixou de ser experimentado pela nossa paixão, e se o amor pudesse imaginar alguma maravilha desconhecida, nós a descobrimos, e a experiência desses deleites nos tornava mais ardentes na busca por prazeres; assim a sede que sentíamos um pelo outro era insaciável", escreveu Abelardo, fulminado de paixão. E com tantos encontros, logo Heloísa ficou grávida. Para apimentar ainda mais a situação, Fulbert descobriu a gravidez da sobrinha.

Buscando resolver o impasse, Abelardo se casou em segredo com Heloísa. Com isso, ele tentava acalmar Fulbert. No entanto, Abelardo pediu para o cônego que a união fosse mantida em segredo, do contrário, suas chances de se tornar sacerdote seriam arruinadas. Assim, eles tiveram um filho, um menino a quem chamaram de Astrolabe. Mas Fulbert, tentando abafar o escândalo em torno da sobrinha, revelou a união. Para proteger o marido, Heloísa negou a informação. Irado, Fulbert a espancou. Abelardo pediu que a esposa se disfarçasse de freira e a escondeu numa abadia. Isso, porém, não deteve o obcecado Fulbert. Vingativo, ele contratou capangas e mandou castrar Abelardo.

Toda Paris, inclusive o clero, solidarizou-se com Abelardo, mas ele estava arruinado. A emasculação o desqualificava para o sacerdócio – e para Heloísa. A castração, mais que qualquer impedimento, distanciou o casal. Ambos se dedicaram à vida religiosa. A pedido de Aberlardo, Heloísa se tornou freira, e ele fundou uma ermida e um oratório perto de Troyes, que chamou de Paracleto, isto é, "Deus como protetor". No entanto, apesar da distância física, o amor que eles nutriam um pelo outro não diminuiu. Ao contrário, atingiu outra dimensão e se intensificou. Anos depois de terem sido forçados a se separar, Heloísa se tornou a abadessa do Paracleto.

Heloísa viveu 22 anos após a morte de Abelardo – exatamente a diferença de idade entre eles. Quando ela morreu, foi enterrada ao lado do corpo do amante, nos jardins do Paracleto. O oratório acabou sendo destruído durante a Revolução Francesa, mas, em 1817, os restos mortais de Heloísa e Abelardo – ou aquilo que se julgou serem seus despojos – foram transferidos para o cemitério Père Lachaise, em Paris. Hoje, nos domingos de verão, é comum ver casais enfeitando com flores o túmulo dos amantes.

A Renascença

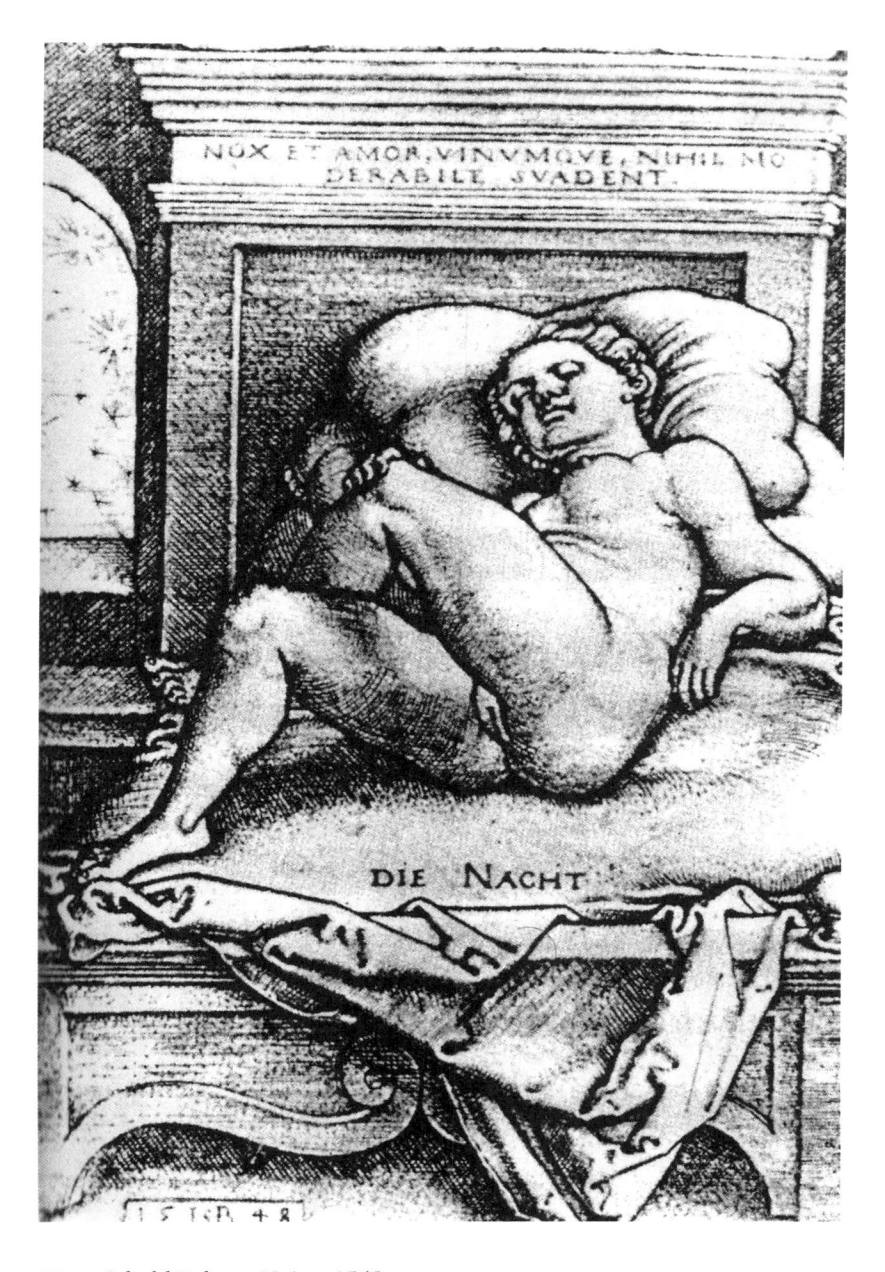

Hans Sebald Beham, Noite, *1548*

O jeito renascentista

Revolução

A Renascença, movimento cultural que começou na Itália e se espalhou por todo o continente europeu entre os séculos XIV e XVI, mudou os contornos da Europa em termos políticos, sociais e comportamentais. E como não podia deixar de ser, o período também teve impacto determinante na história da sexualidade ocidental. Foi durante a Renascença que as ideias preconcebidas sobre o sexo que permeavam as mentes das pessoas, fortemente influenciadas pelos conceitos religiosos, começaram a ceder lugar a novas visões, o que implicou uma mudança significativa do comportamento sexual. O homossexualismo hierárquico, isto é, aquele em que os homens mais velhos, em geral tutores ou professores, se relacionam eroticamente com seus pupilos – um comportamento típico da Antiguidade –, "renasceu" na Itália, conforme mostram os processos legais da época. Também voltaram a aparecer os brinquedos eróticos pré-cristãos. Até mesmo a fornicação, isto é, aquilo que hoje entendemos como sexo sem compromisso (que, na verdade, entre as classes baixas, nunca deixou de existir), começou a ser vista com outros olhos.

Período de teste

Apesar dos editos da lei canônica e do risco de punição, a atividade sexual irrestrita era razoavelmente comum na Europa no início da Renascença. Na verdade, a maioria das pessoas não acreditava que a fornicação fosse pecado. São Vicente Ferrer (1350-1419) afirmou que, por volta dos quinze anos, todos os homens já haviam perdido sua virgindade. As populações rurais eram muito mais livres com relação a esse comportamento sexual ilícito. No entanto, mesmo nas cidades, depois que o casamento era arranjado pelos pais do casal, os noivos frequentemente mantinham relações sexuais, durante um tipo de "período de testes" antes do casamento. Dessa forma, se um dos dois não estivesse satisfeito, ele ou ela podiam ainda tentar se libertar do compromisso assumido – algo que nem sempre era fácil de se conseguir.

Marido duro

Se havia certa tolerância com relação ao sexo antes do casamento, os adúlteros eram duramente punidos. O adultério era visto como uma ofensa mais grave porque era uma traição dos votos de casamento, vistos como sagrados, e porque a relação extraconjugal podia produzir filhos ilegítimos. As mulheres adúlteras eram quase sempre punidas com maior severidade do que os homens adúlteros. A sociedade renascentista considerava as mulheres as guardiãs da honra do lar, e as adúlteras traziam desonra não só para seus maridos, mas também para suas famílias. A ideia de que a castidade era mais importante para as mulheres do que para os homens era universal. Por isso, deviam ser castigadas exemplarmente. Em geral, as adúlteras eram expulsas de casa e seus dotes eram confiscados pelo marido. Às vezes, elas tinham suas cabeças raspadas e eram obrigadas a desfilar pelas ruas da cidade. Raramente os maridos que assassinavam o amante de suas esposas eram condenados pelas cortes renascentistas.

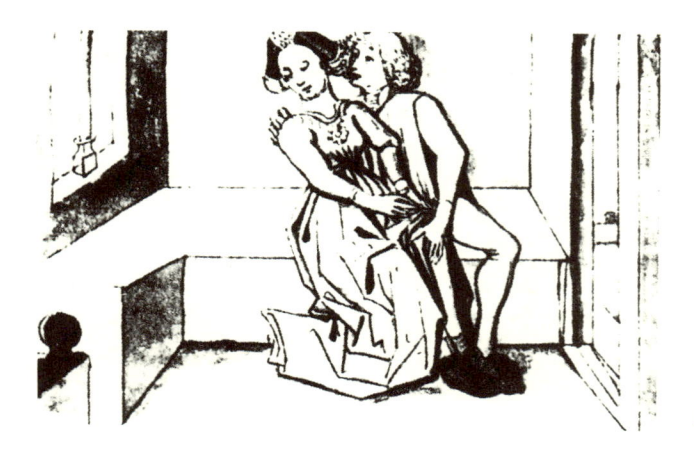

Recém-casados, c. 1470

Noivas meninas

Como acontecia anteriormente com as filhas da nobreza medieval, os habitantes das cidades renascentistas tratavam de contratar casamento para suas filhas quando elas tinham entre doze e dezoito anos. Era uma forma de procurar garantir que a menina continuaria virgem até o momento do casamento. O destino e as propriedades da mulher, porém, continuavam nas mãos do marido. O espancamento da esposa era um ato legal. No entanto, ao longo da Renascença, a mulher passou a ser vista como digna de respeito, consideração e amor. O amor cortês do fim da Idade Média consolidava-se no respeito à mulher. O caminho para o amor romântico como o entendemos hoje estava se abrindo.

Caladas

Apesar das evoluções e revoluções trazidas pela Renascença, o *status* das mulheres continuou relegado ao segundo plano. Na Inglaterra, elas eram, assim como as crianças, "para serem vistas, não ouvidas". Uma mulher que expressasse sua opinião em uma conversa arriscava sua reputação, uma vez que isso era marca de uma conduta sexual imoral. Pior ainda, se elas lançassem mão da retórica era considerado pura sedução.

Relaxar e gozar

No início da Renascença, o estupro não era considerado um crime sério, a não ser que envolvesse crianças, pessoas idosas ou se a vítima fosse membro da aristocracia. Como consequência do estupro, muitas mulheres perdiam seu *status* social e a possibilidade de se casarem. Em Veneza, os responsáveis, porém, saíam ilesos, uma vez que eram considerados vítimas da "jovem sexualidade masculina". Ocasionalmente, o marido podia tomar medidas contra o estuprador. Nesse caso, o estupro era visto como um atentado contra o *marido*, uma vez que a mulher era tecnicamente considerada sua propriedade. O conto *O sangue é mais espesso do que a água*, de Miguel de Cervantes, por exemplo, descreve uma relação que se desenvolve entre o estuprador e sua vítima.

Malignas

Mesmo tendo sido estupradas, algumas mulheres perdiam sua honra. Isso acontecia quando elas engravidavam. É que, segundo uma crença popular, as mulheres só concebiam se sentissem prazer durante o ato. A gravidez era, portanto, prova de que tinham gostado de ser violentadas.

Preferência local

Na Florença renascentista imperava uma identidade sexual na qual os homens se iniciavam homossexualmente antes do casamento. Segundo registros das autoridades locais, no fim do século XV, um em cada dois florentinos já tinha praticado sodomia ao menos uma vez antes dos trinta anos. Entre 1432 e 1507, 17 mil homens, de uma população de 40 mil, foram investigados em Florença por essa prática, e 3 mil foram condenados. Os homens florentinos seguiam um padrão de comportamento sexual determinado pela idade, o "homossexualismo hierárquico": jovens de menos de dezoito anos costumavam ser parceiros passivos; a partir dos vinte, tornavam-se ativos; e aos trinta, casavam-se com as damas florentinas.

Orientação sexual

Durante a Renascença, o ardor nas relações de amizade entre homens era tal que, pelos parâmetros de hoje, poderíamos entendê-lo como homossexualismo. A cultura renascentista exaltava o homem, e o ideal masculino era perseguido e admirado por todos. As mulheres eram vistas como seres imperfeitos, inferiores, indignas da atenção masculina. Nesse período, a ideia de amor entre homens é a mesma do "amor grego" da Antiguidade, isto é, a relação entre um mestre e seu jovem discípulo. Havia, porém, uma grande carga de platonismo na troca, o que implicava castidade. O amor dedicado pelo mestre e correspondido pelo aprendiz, a admiração que nutriam um pelo outro, podiam – ou não – acabar em sexo.

A casa da Molly

Embora a sodomia fosse um crime punível com a morte na forca, na Inglaterra renascentista havia um tipo especial de taverna, as *Molly Houses*, onde os homossexuais e travestis se encontravam em busca de sexo. Quase sempre, os donos das *Molly Houses*, os *mollies*, como eram chamados na Inglaterra, vestiam-se de mulher e adotavam personalidade e trejeitos femininos.

Corrupção

Apesar da revolução cultural que borbulhava na Renascença, as cortes da época, notadamente as italianas, eram tremendamente corruptas e decadentes. Invariavelmente, os regentes cercavam-se de um pequeno harém de amantes, muitas delas casadas com aliados. Ludovico Sforza (1452-1508), apelidado "o Mouro", duque de Milão e patrono de Leonardo da Vinci durante mais de uma década, era notório pelo apetite sexual. Um dos poucos quadros sobreviventes de Leonardo, *A dama com arminho,* é um retrato de Cecília Gallerani, amante de Ludovico. Outro nobre poderoso que se destacou pela promiscuidade foi Afonso d'Este (1476-1534), terceiro marido da "devassa" Lucrécia Bórgia.

Elas não ficavam atrás...

As nobres da Renascença não hesitavam em lançar mão da sedução, fosse por prazer, fosse por necessidade. Muitas cultivavam, porém, um fio de remorso, uma vã tentativa de não cair em eterno pecado. Um relato da época descreve uma dama italiana que permitia ao amante todas as formas alternativas de sexo, exceto a convencional, a qual ela decentemente reservava somente para o marido.

O renascer do *olisbos*

No século XV, os italianos fizeram renascer o *olisbos*, o pênis artificial comum na Grécia clássica. Como o original grego, a versão renascentista era feita de couro ou madeira e usava-se óleo de oliva como lubrificante.

Imprensa pornográfica

Um dos adventos mais importantes da Renascença foi a invenção da imprensa, pelo alemão Johannes Gutenberg (1390?-1468). Quase imediatamente, ela proporcionou o surgimento dos primeiros livros pornográficos. O primeiro deles, chamado *I Modi*, foi lançado em 1524, quase sete décadas depois de Gutenberg ter impresso sua primeira Bíblia, em 1455. Em 1602, surgiu uma coleção de gravuras que viria a ser tida durante muito tempo como padrão desse tipo de literatura. O realismo de *Os amores dos deuses* tornou-a modelo para as representações eróticas dos séculos seguintes.

Conivência

Era comum, durante o período renascentista, que cardeais, bispos, padres e outros membros da Igreja tivessem amantes. Alguns chegavam a constituir família. Os mais devassos promoviam até mesmo orgias públicas.

O SEXO DOS ÍCONES

Depravado

Nunca houve na história da Igreja um papa tão corrupto, devasso e assassino como Rodrigo Bórgia (1431-1503, pontificado entre 1492 e 1503), que assumiu o Trono de São Pedro com o nome de Alexandre VI. Rodrigo, que cometera seu primeiro assassinato aos doze anos, tinha sete filhos naturais e uma coleção de amantes. Quando foi eleito papa, depois de comprar todo o Colégio de Cardeais, ele transformou o Vaticano num bordel, onde ocorriam orgias. Conhecido por seu relacionamento incestuoso com a filha, Lucrécia Bórgia (1480-1519), Alexandre VI, então na casa dos sessenta anos, preferia meninas no início da adolescência. Uma das famosas festas que promovia na Santa Sé era o Banquete das Castanhas, quando cerca de cinquenta das mais belas prostitutas de Roma dançavam nuas para os cardeais e outros convidados de Alexandre, inclusive a filha. Depois da dança, os comensais se divertiam em jogar avelãs no chão, para que as prostitutas, andando de quatro, as recolhessem.

Anjo ou demônio?

Linda: durante sua breve vida, foi considerada a mulher mais bela e sedutora de Roma. Devassa: seus detratores a acusavam de manter relações sexuais com o pai e o irmão e até mesmo com bodes e macacos. Poucas mulheres incorporaram tão profundamente o espírito e a decadência da aristocracia renascentista como Lucrécia Bórgia. Sua existência, cercada de expressão artística, literatura refinada e esplendor de festas, incorporou a violência, as traições e os assassinatos perpetrados por um dos pontificados mais corruptos da história da Igreja. Moeda de troca do pai – o papa Alexandre VI (1431-1503) – e do irmão – César Bórgia (1475?-1507), o déspota que inspirou *O príncipe*, de Maquiavel –, Lucrécia era notória em razão de sua promiscuidade. Muito dessa fama, porém, se deve a difamações feitas por inimigos de sua família.

A maior parte da sua vida, ela esteve presa ao pai e ao irmão César. Única menina dos quatro filhos que o então cardeal Rodrigo Bórgia tivera com sua amante, Joana "Vanozza" Cattanei, Lucrécia teve desde a infância as atenções disputadas pelos seus irmãos mais velhos. Rodrigo também era apaixonado pela filhinha. Literalmente.

Aos nove anos, Lucrécia foi morar com Adriana de Mila, uma nobre encarregada de educar a menina. Ali, Lucrécia tornou-se confidente de Giulia Farnesa, a nora de Adriana. Giulia tinha catorze anos, mas, apesar da pouca idade e de já ser casada, também era amante do pai de Lucrécia, o cardeal Rodrigo, então com 58 anos.

Em 1492, depois de comprar praticamente todo o Colégio de Cardeais, Rodrigo foi eleito papa. Ele era agora Alexandre VI, o pontífice responsável pelo papado mais corrupto da história da Igreja. Ávido por forjar alianças vantajosas, em 1493, Rodrigo casou Lucrécia, então com treze anos, com o duque de Pésaro, Giovanni Sforza. Porém, surgiram alianças mais interessantes para o papa e seu filho César consumarem, e, após uma tentativa frustrada de assassinar o duque de Pésaro, que acabou fugindo, o casamento de Lucrécia foi anulado com base na alegação de que seu marido era impotente. Lucrécia, que estava grávida de seis meses, foi declarada virgem e o casamento anulado. Giovanni Sforza revidou, espalhando rumores de que Alexandre VI e César Bórgia mantinham relações incestuosas com Lucrécia. Os boatos, porém, foram logo calados. Em 1497, o corpo esfaqueado de Giovanni apareceu boiando no rio Tibre, em Roma.

A paternidade do filho de Lucrécia – que se chamou Giovanni, como o pai – é uma incógnita até hoje, pois desde a fuga de Giovanni, Lucrécia já não vivia com ele. Há documentos que mencionam César como o pai; outras fontes sustentam que Alexandre VI teria engravidado a própria filha. É mais provável, porém, que o responsável tenha sido um criado do papa Alexandre VI, mensageiro entre pai e filha, Pedro Calderón. De fato, Calderón foi amante de Lucrécia. Ao descobrir o romance entre sua irmã e Pedro, César, em mais um de seus muitos acessos de ciúme, o apunhalou. O rapaz conseguiu rastejar até os aposentos do papa e implorar por clemência. Calderón sobreviveu daquela vez. No entanto, pouco depois, surgiu morto boiando no rio Tibre.

Nessa época, a amiga e confidente de Lucrécia era Sanchia de Aragão, filha bastarda do rei de Nápoles. Sanchia também era esposa do irmão mais novo de Lucrécia, Geofredo (1481?-1517). Isso, porém, não impedia Sanchia de frequentar a cama dos outros dois irmãos Bórgia, Giovanni (1474-1497) e César. Foi com o irmão de Sanchia de Aragão, o duque de Biscegli, que o papa e seu filho César (que acabara de assassinar seu irmão mais velho, Giovanni, para usurpar seu título de duque de Gandia) determinaram que Lucrécia se casasse – o que ocorreu em 1498.

Mas o sossego de Lucrécia durou pouco: apenas o tempo que seu marido continuou sendo útil ao irmão César. Atraído a Roma, o duque de Biscegli sofreu um ataque. Mesmo ferido, ele conseguiu fugir dos capangas de César. Não sobreviveu, porém, ao próprio César, que estrangulou o cunhado no leito da irmã. Os detratores de Lucrécia acusaram-na de ser cúmplice no assassinato do marido. Entre eles, havia um autor anônimo, Filofila, que se destacava dos demais. Muito da fama que Lucrécia tem hoje se deve a ele.

Em 1501, depois de ter substituído o pai em viagem no trono da Santa Sé por algumas semanas, decisão que enfureceu o Colégio de Cardeais (não era para menos, afinal tratava-se de uma mulher, pior ainda, a filha natural do papa, ocupando o Trono de São Pedro), Lucrécia consumou mais uma aliança vantajosa para Alexandre VI e César Bórgia. Dessa vez ela se casou com Afonso d'Este (1476-1534), filho do poderoso duque de Ferra.

No entanto, a partir do casamento, a influência dos Bórgia se dissipou. Em Ferrara, longe da sombra do pai e do irmão, que morreram poucos anos depois do seu casamento, Lucrécia se afastou dos excessos que fizeram sua fama. Quando o sogro morreu, ela herdou o título de duquesa de Ferrara – um dos mais importantes ducados da Itália – e se transformou. As obras sociais se tornaram prioridade em sua vida. Ela também se cercou de artistas, literatos e humanistas, transformando Ferrara na "Corte das Letras". Apesar das infidelidades do novo marido, Lucrécia se manteve longe de escândalos até a morte precoce, em 1519. No entanto, a névoa ao seu redor, que não permite que se veja onde acaba o demônio e onde começa o anjo em Lucrécia, continua a intrigar.

Língua afiada

Durante anos o satirista Filofila, protegido secretamente pelos Orsini, clã inimigo dos Bórgia, difamava Lucrécia e sua família por Roma. Toda noite, um novo cartaz sobre a família papal aparecia nas ruas, narrando as orgias no Vaticano. Filofila acusava Alexandre VI de financiar as campanhas militares de seu filho César com o dinheiro das simonias – o que era verdade – e de ordenar que Lucrécia dormisse com cardeais, para no dia seguinte envenená-los. Filofila afirmava que "a filha do papa adora copular. Pode ser com o irmão, o pai, um poeta, um cachorro, um bode, ou até um macaco". O satirista também descrevia com detalhes a suposta relação incestuosa de César e Lucrécia. Mas Filofila acabou sendo descoberto, e seu corpo apareceu mutilado na porta do castelo dos Orsini.

Sublimação

Em 1476, Leonardo da Vinci (1452-1519), o grande símbolo da Renascença, então discípulo do pintor Andrea del Verrochio, foi acusado, com outros três aprendizes, de manter relações homossexuais com um jovem modelo de dezessete anos, Jacopo Saltarelli, bastante conhecido em Florença por sua vida libertina. Absolvido por falta de provas, Leonardo teve de suportar, durante algum tempo, a vigilância dos "Serenos" – uma espécie de polícia moral renascentista. Por causa disso e do seu desinteresse pelas mulheres, muitos dizem que Leonardo era homossexual. Os partidários dessa tese afirmam que o autor de *Mona Lisa* quase nunca falava sobre as mulheres – e as poucas vezes que o fazia era para comentar o quanto elas eram tratadas de maneira despótica pelos homens. Esses teóricos – entre eles Sigmund Freud – também se referem à especial dedicação que Leonardo tinha com dois de seus discípulos, Gian Giacomo "Salai" de Caprotti e Francesco Melzi – o que levaria a supor o possível homossexualismo do gênio renascentista. No entanto, a julgar pelas suas anotações pessoais, Leonardo aparentemente não tinha interesse pelo sexo. "A cópula, e os órgãos que a servem, são de uma fealdade tal, que, não fosse pela beleza dos rostos e pela disposição sensual, os seres humanos logo se extinguiriam", escreveu ele.

Os amores de Michelangelo

Autor da pintura do teto da Capela Sistina, no Vaticano, em Roma, e grande escultor, Michelangelo Buonarroti (1475-1564) rivaliza com Leonardo da Vinci o título de figura-símbolo da Renascença. A obra de Michelangelo espelha o ideal estético da época, o qual valorizava a beleza masculina. Mas a escolha de Michelangelo não era apenas reflexo dessa tendência da arte renascentista e sim da sua própria sexualidade. Dividido entre ideais platônicos e desejo carnal, Michelangelo expressou suas emoções na força de sua arte, principalmente na sua poesia (vale lembrar que além de pintor e escultor, Michelangelo foi um dos mais proeminentes poetas líricos italianos do século XVI). Um exemplo são os 48 epigramas funerais que o autor de *Davi* dedicou ao jovem Cecchino dei Bracci, de dezesseis anos, que morreu em 1454, um ano após tê-lo conhecido. O texto alude a uma relação que não era apenas idealizada, mas claramente física. Outro jovem a quem Michelangelo dedicou poemas de amor foi Tommaso dei Cavalieri (c. 1509-1587), 34 anos mais novo que ele. As cartas de Cavalieri mostram que ele correspondeu às intenções do artista, e seus atos também demonstravam o afeto que nutria por Michelangelo. De fato, Cavalieri permaneceu fiel ao homem que jurou devotar seu amor até a morte deste.

Nem todos, porém, correspondiam às homenagens do escultor. Como resposta aos poemas de amor que tinha recebido, Febo di Poggio pediu dinheiro a Michelangelo.

Além do aspecto físico, o amor de Michelangelo era claramente orientado por um ideal intelectual e emocional. Há um relato que demonstra claramente isso. Certa vez, Michelangelo foi procurado por um empregado de seu amigo Niccolò Quaratesi. O empregado ofereceu o filho como aprendiz do escultor, sugerindo que o menino seria bom em tudo, até mesmo na cama. Michelangelo recusou indignado e ainda recomendou a Quaratesi que despedisse o empregado devasso.

No fim da vida, ele nutriu um grande amor platônico pela poetisa Vittoria Colonna (1490-1547), viúva do marquês de Pescara, que ele conhecera em Roma em 1536. Eles cultivaram seu amor ideal escrevendo sonetos um para o outro e mantiveram contato regular até a morte dela.

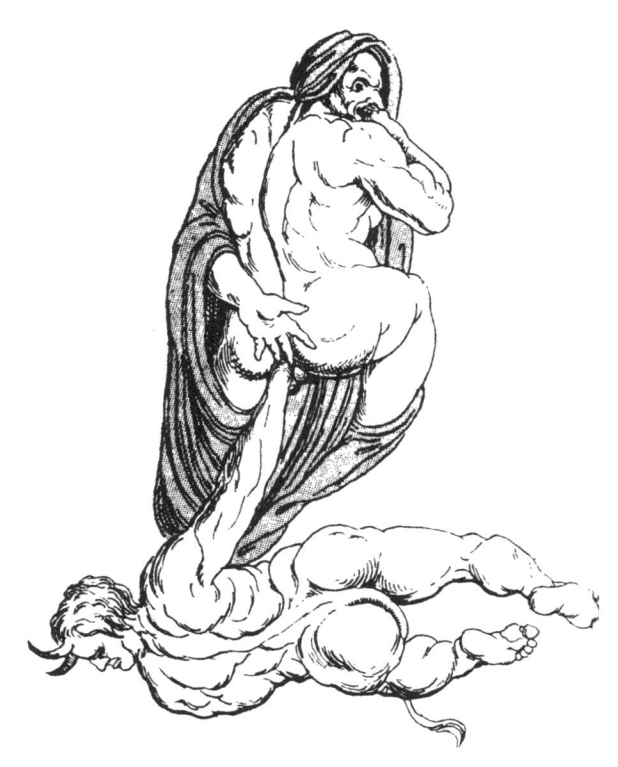

Michelangelo, O castigo da sodomia, *c. 1540*

A atração do bardo

A mais proeminente figura literária da língua inglesa, William Shakespeare (1564-1616), também escreveu poemas de amor a homens, em especial a um certo "Belo Jovem" – provavelmente a mesma pessoa a quem ele dedicou diversos sonetos, identificado apenas pelas iniciais W. H. O mistério sobre quem foi W. H. não foi decifrado até hoje (nem mesmo se sabe se ele existiu), mas há várias teorias. Uma delas é a do escritor irlandês Oscar Wilde (1854-1900). Num de seus contos, Wilde afirma que W. H. era o ator adolescente Willie Hugues. No entanto, a proposta de Wilde é ficcional. Na verdade, não se sabe de fato se o bardo de Stratford – que era casado e tinha casos com diferentes mulheres – cultivava um amor platônico pelo ideal masculino ou se também nutria desejos carnais por outros homens.

Swing

O místico, matemático, alquimista e astrólogo da rainha Elizabeth I, da Inglaterra, John Dee (1527-1608), protagonizou possivelmente a única troca de casais documentada da Renascença – e a contragosto. Se hoje não é tão incomum casais se relacionarem sexualmente com outros casais, certamente isso era impensável na época de Dee. Não foi, porém, o erotismo que levou Dee a trocar seu lugar na cama com outro. Dee associou-se a um médium capaz de invocar espíritos usando uma bola de cristal. Edward Kelly (1555-1597) exercia enorme influência sobre Dee e convenceu-o, baseando-se em visões e conselhos do anjo Uriel, a compartilhar entre eles tudo o que tinham, inclusive suas esposas. Jane Fromond, a jovem mulher de Dee, era famosa por sua beleza. Dee acabou aceitando a ideia, mas Jane não. Por mais que Dee insistisse, ela permanecia irredutível. Dizem que, no fim, ela cedeu com uma condição: a de que Dee ficasse com eles no quarto durante o ato. Apesar do constrangimento, foi o que Dee fez. Como não houve nenhum resultado proveitoso da união, ele e Kelly acabaram se distanciando.

Os prazeres da Idade Moderna

A vez delas

A filosofia iluminista (séculos XVII e XVIII), a qual determinou o início da modernidade, não apenas abalou a autoridade, a tradição e o sistema de crenças do passado, mas, pela primeira vez na História, desafiou e alterou fundamentalmente os padrões da relação cultural e social entre homens e mulheres.

Literatura erótica

Uma fórmula típica expressa em diversos romances eróticos do período iluminista aparece em um dos primeiros do gênero, *Vénus dans le cloître* [Vênus no claustro] (c. 1682). Nesse livro, uma jovem freira, Agnes, aprende a se tornar uma *éclairée*, isto é, uma "iluminada", por meio da masturbação, do amor lésbico e de discussões com uma freira mais velha "iluminada", e descobre que a ênfase que a sociedade coloca na castidade feminina é parte do sistema de medo e repressão nascido da superstição da qual as mulheres, em particular, devem se libertar.

Outra obra que segue a mesma linha, isto é, que trata de uma mulher realizando-se por meio da sua libertação sexual, é o anônimo *Teresa filósofa,* um dos maiores *best-sellers* do século XVIII. Escrito provavelmente por Jean Baptiste Boyer (1709-1771), o marquês D'Argens, o livro relata em tom cínico e divertido o aprendizado e a busca da jovem órfã Teresa até ela encontrar um amante que a satisfaz e respeita suas opções – a ponto de interromper o coito no momento do orgasmo para não engravidá-la.

A ex-cortesã Bois-Laurier conta a Teresa uma de suas aventuras: *Teresa filósofa* (excerto)

Afronta feita pela Bois-Laurier a um desses amadores
Eu estava avisada de que ele viria me ver, e embora seja naturalmente uma terrível soltadora de peidos, tive ainda a precaução de rechear o meu estômago com uma grande quantidade de nabos, a fim de estar em melhores condições de recebê-lo segundo o meu projeto. Era um animal que eu suportava apenas por condescendência para com minha mãe. Toda vez que ele vinha à minha casa, durante duas horas ocupava-se de examinar minhas nádegas, em abri-las, tornar a fechá-las, em pôr o dedo no buraco onde, de bom grado, ele teria colocado outra coisa se eu não tivesse me explicado claramente quanto ao assunto. Numa palavra, eu o detestava. Ele chega às nove horas da noite. Faz-me deitar de bruços na beira da cama, depois, tendo levantado cuidadosamente as minhas saias e a minha combinação, segundo o louvável costume, ele se arma de uma vela com o objetivo de vir examinar o objeto do seu culto. É onde eu o esperava. Ele coloca um joelho no chão e, aproximando a luz e o seu nariz, solto à queima-roupa um traque encorpado que, com dificuldade, eu retinha fazia duas horas. O prisioneiro, escapando, fez um barulho raivoso e apagou a vela. O curioso joga-se para trás, sem dúvida fazendo uma ameaça dos diabos. A vela, caída de suas mãos, é acesa de novo. Aproveito a desordem e fujo, dando gargalhadas, para um quarto vizinho, onde me fecho e do qual nem preces nem ameaças puderam me tirar, até que meu homem humilhado tivesse saído de casa.

In: *Teresa filósofa*. Porto Alegre: L&PM, 2006.

Panfletagem

Para defender a emancipação sexual da mulher, o filosofo iluminista Alberto Radicati di Passerano (1698-1737) cita práticas passionais comuns na Índia da sua época. Em seu livro *Uma dissertação filosófica*, Radicati afirma que os "maridos da cidade de Calicute, na Índia oriental, trocam entusiasticamente suas esposas", enquanto aqueles de outras regiões da Índia oriental "enviam suas filhas para serem defloradas pelo sacerdote, acreditando que, ao fazer isso, eles executam o mais sagrado sacrifício a seus deuses".

Sem direito a nada

Enquanto os filósofos iluministas promulgavam os direitos das mulheres, os juristas tratavam de reprimi-las. Um magistrado de justiça inglês do século XVII afirmou que o marido não era considerado culpado ao estuprar a esposa, "pois pelo seu consentimento e contrato matrimonial, a esposa se dá completamente ao marido, sem direito de retratação".

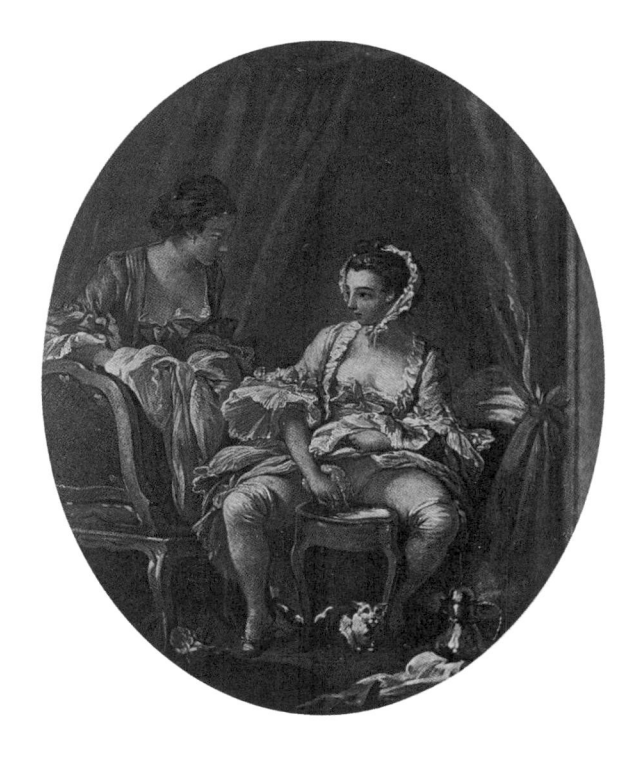

François Boucher, A toalete íntima, *c. 1750*

Incesto bengali

Um livreto bengali publicado no século XVIII traz a apimentada história *Pradip e sua mãe Archana*, na qual o filho surpreende a mãe se masturbando e, excitado, implora para que a mãe faça sexo com ele. Archana, a mãe, a princípio nega, mas o filho tanto insiste, lembrando que "é dever da mãe fazer seu filho tão feliz quanto possível, como está escrito nos sagrados livros do nosso *dharma*", que a mulher acaba cedendo. Não só isso, ela fica tão excitada que pede ao filho que pratique *pod-chood* – isto é, sexo pela "outra via" – com ela, uma vez que "nenhum homem, nem seu pai, jamais fez isso comigo". Então, a mãe explica: "seu pai diz que isso é uma coisa suja de se fazer e até mesmo de se pensar, e que só os muçulmanos fazem isso, mas eu quero no ânus mais do que qualquer coisa no mundo, porque *pod-chood* (sexo anal) me dá mais satisfação do que *gud-chood* (sexo vaginal)". Pradip, o bom filho, trata, em seguida, de atender a mãe da maneira que ela pediu.

O conquistador

O libertino Giacomo Casanova (1725-1798) foi uma das figuras mais notórias do período iluminista. Viajante, aventureiro, músico, escritor, fugitivo convicto e amante de belas mulheres, Casanova acabou se tornando sinônimo de conquistador. De fato, como ele mesmo declarou, a busca dos prazeres sensuais "foi minha principal preocupação durante toda a minha vida".

Casanova se envolveu com freiras que tinham outros amantes. Entre elas, a famosa Madame Murano, amante do abade de Bernis, o embaixador francês em Veneza. Casanova manteve um *ménage à trois* com Madame Murano e o abade de Bernis que se tornou um *ménage à quatre*, quando outra freira, a jovem Caterina Capretta, começou a participar.

O libertino também teve casos com mulheres que se vestiam como homens e foi amigo de grandes intelectos, como Voltaire e Catarina da Rússia. Em seu livro de memórias, *Histoire de ma vie* [História da minha vida], em meio ao tórrido catálogo de conquistas eróticas que ele elenca no texto, Casanova registra sua visita a Nápoles em 1761, quando se apaixonou por Leonilda, uma moça de dezessete anos e "amante de aparência" do impotente duque de Matalone. Casanova imediatamente propôs casamento a

Leonilda, mas quando conhecem sua mãe, descobriu que ela era ninguém menos que Lucrécia, com quem tivera um tórrido romance em 1744. A surpresa não parou por aí. Lucrécia acabou revelando que Leonilda era filha de Casanova, o que impediu o casamento incestuoso. Isso, porém, não evitou que Casanova fosse para cama com as duas mulheres – embora ele afirmasse ter dedicado sua "atenção" exclusivamente a Lucrécia.

Mas Casanova não encontrou apenas mulheres dóceis no curso de suas conquistas. É curioso que um amante experiente como ele possa ter sido presa de uma prostituta, como aconteceu em Londres, em 1763. Como um imaturo adolescente, Casanova ficou obcecado por Marianne Charpillon, uma "mulher da vida" que extorquiu grande soma dele e não perdia oportunidade para humilhá-lo. Foi a partir daí que se deu o início da decadência de Casanova.

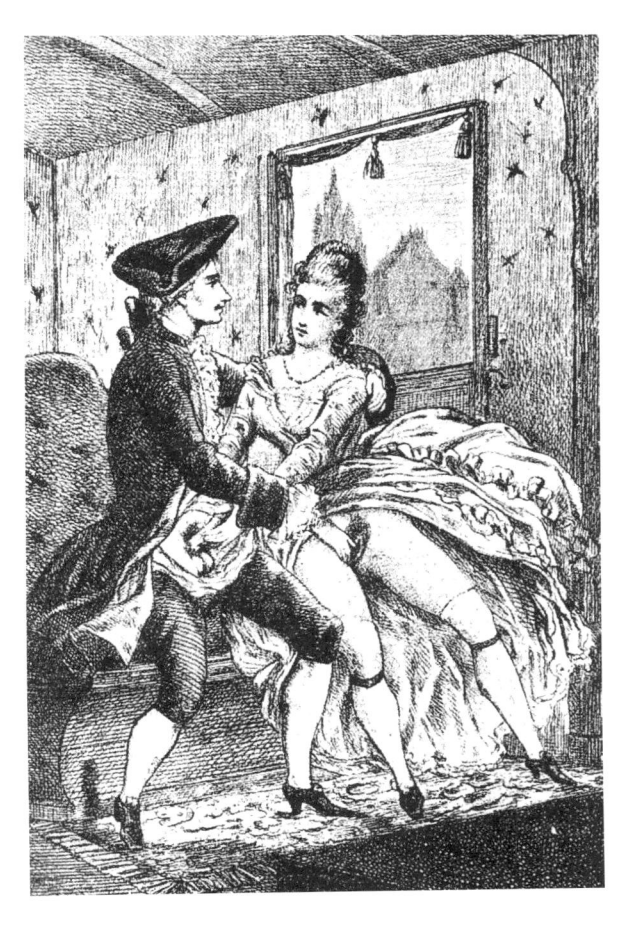

Chauvet, gravura para o livro de memórias de Casanova

Libertino

Uma figura fictícia que até hoje é sinônimo de mulherengo, o libertino Dom Juan, foi criada durante o início da Idade Moderna. Ele surgiu em 1620 (outras fontes mencionam 1635), no livro *El burlador de Sevilla y convidado de piedra* [O malandro de Sevilha e o convidado de pedra] de Tirso de Molina (1579-1648). Na história, Dom Juan seduz as mulheres disfarçando-se nos próprios amantes delas, ou, mais simplesmente, prometendo casamento. Em seu rastro, corre uma trilha de corações despedaçados, maridos irados, pais desesperados. E, como não podia deixar de acontecer, ele acaba matando em duelo o pai de uma dessas moças. Certo dia, no cemitério, Dom Juan casualmente depara com a estátua do pai assassinado e, jocosamente, a convida para jantar. Para sua surpresa a estátua aceita. À meia-noite, o fantasma incorporado na estátua chega para a ceia e estende a mão para cumprimentar Dom Juan. Ao apertar-lhe a mão, a estátua arrasta o libertino para o inferno.

Há, porém, outras versões da história nas quais Dom Juan não é um sedutor cruel interessado apenas em sexo fácil. Nessas histórias, Dom Juan é o amante perfeito, aquele que ama genuinamente cada mulher que seduz – mesmo que por pouco tempo. Essas versões atribuem a Dom Juan o precioso dom de revelar por sua devoção a beleza e o valor intrínsecos de cada mulher.

Sádico marquês

Donatien Alphonse François (1740-1814), o marquês de Sade, entrou para a história por causa de uma peculiaridade extremada: a depravação. Em consequência disso, o marquês passou um total de 27 anos na prisão, onde escreveu os livros que fizeram sua fama. Mas Sade foi mais do que um maníaco sexual. Além da pornografia escandalosa e do sadismo – palavra surgida pelas características das suas histórias –, sua obra tem a intenção de derrubar a máscara de cinismo dos seus contemporâneos com relação ao sexo e de libertar integralmente a sexualidade humana.

Sade passou dois anos da infância na casa da avó. Suas cinco tias, que também viviam lá, dispensavam ao menino todos os tipos de carinho – inclusive os mais íntimos. Ele se tornou tão mimado e exigente que o pai mandou-o viver com seu irmão, o abade Jacques-François Sade. Foi como tirar o menino do caldeirão e jogá-lo no fogo. Jacques-François, apesar de clérigo, era um libertino. Como o menino ficava muito tempo sozinho, ele se servia da biblioteca do tio, cheia de livros eróticos.

Na verdade, a própria influência do pai pesou sobre o menino. O conde de Sade era um libertino declarado que colecionava amantes e usufruía jovens prostitutos. O conde afirmava abertamente preferir fazer sexo anal com as mulheres, para, segundo ele, "evitar filhos indesejáveis".

Ao que parece, os carinhos eróticos das tias, os livros pornográficos do tio e as preferências do pai marcaram Donatien para o restante da vida. Mesmo depois de se casar, ele continuou a frequentar prostitutas. Em 1768, Donatien foi preso por estuprar uma mendiga. O inspetor de polícia de Paris chegou a notificar os bordéis da cidade para não fornecerem prostitutas ao futuro marquês. De nada adiantou. Em 1772, ele foi preso de novo, dessa vez por dar balas de anis recheadas de um tipo de afrodisíaco para suas fornecedoras de sexo pago. Duas delas ficaram tão mal, que as autoridades entenderam que Donatien tivera a intenção de envenená-las.

Embora nada tenha diso provado contra ele, sua reputação ficou abalada. O título de marquês que herdou do pai não foi o bastante para livrá-lo de passar treze anos na cadeia. Foi nesse período que Sade começou a escrever as histórias que iriam imortalizá-lo.

Primeiro ele começou a escrever à sua esposa, Renée-Pélagie. Nas cartas, Sade falava das suas ânsias sexuais e crenças filosóficas. Numa delas, ele diz que a primeira coisa a ser feita após sair da prisão seria beijar todo o corpo da esposa e ler Voltaire e Rousseau. Em outra, Sade critica as posições de Renée sobre um dos maiores tabus da sua época, a "inviolabilidade do ânus feminino", relacionando os prazeres que os amantes podiam usufruir desse detalhe do corpo da mulher. Renée acabou se divorciando do marquês, deixando-o sem fontes de renda.

Os romances pornográficos que Sade produziu na prisão causaram uma onda de protestos e logo foram proibidos. Em seus textos, Sade prega que nenhum Deus, moralidade, afeição e esperança deveriam existir. Só o prazer vale. Para Sade, todos os meios de se obter prazer, até mesmo a dor e a tortura, são válidos. Zoofilia, coprofilia, homossexualismo, incesto e estupro são apenas meios de se gerar deleite. O marquês afirmava que a única coisa que existe é o corpo e as delícias que ele proporciona, sem a preocupação de causar ou não algum mal ao parceiro. Por isso, o termo *sadismo* foi cunhado com base em seu nome.

Em seu primeiro romance, *Os 120 dias de Sodoma*, quatro personagens, quase todos religiosos, se fecham em um castelo com cinquenta súditos, com os quais experimentam das mais simples às mais bizarras práticas sexuais. O livro é dividido em quatro partes, de acordo com as experiências exploradas: paixões simples, paixões complexas, paixões criminosas e paixões assassinas.

Em *Justine, os infortúnios da virtude*, seu terceiro romance, os sádicos personagens do marquês se comprazem em maltratar sexualmente uma moça virtuosa e religiosa. Justine é humilhada, estuprada, currada e espancada durante todo o livro. A intenção de Sade aqui não é criar um catálogo de sadismo, mas mostrar que aqueles que vivem do vício prosperam, enquanto os que buscam uma vida virtuosa, como Justine, sofrem.

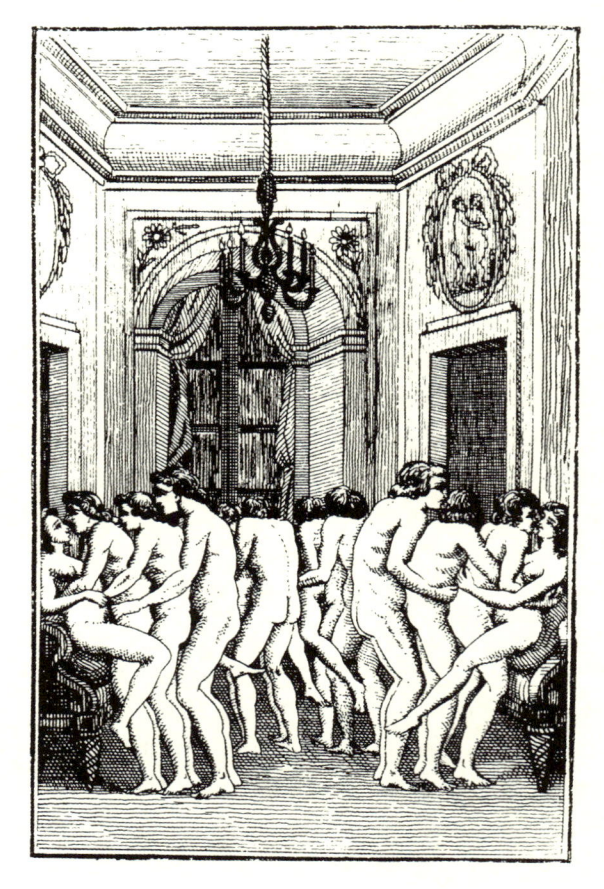

Ilustração da edição holandesa de
Juliette e sua irmã

Os personagens que Sade coloca como vítimas da sua perversão são aqueles que resistem ao impulso natural para o prazer. Sade também idealizou mulheres libertinas que aproveitam sem culpa e ao máximo sua sexualidade, como a fogosa burguesa do conto *Onde cabe um, cabem dois*, a qual, para compensar a falta de virilidade do marido, arranja dois amantes e os entretém simultaneamente; ou Madame Saint-Ange de *Filosofia na alcova*, que promove uma orgia em sua casa de campo para iniciar uma jovem protegida sua.

Em 1801, depois de ter passado alguns anos em liberdade, Napoleão mandou prendê-lo novamente por causa de seus textos. Dessa vez, o marquês foi mandado para um hospício, onde escreveu ainda outros romances. Aí, Sade, agora com setenta e poucos anos, manteve um caso com uma empregada do lugar. Ela tinha quinze anos. Foi lá que Sade morreu, em 1814.

> A lascívia na pena do marquês:
> *Há lugar para dois* – marquês de Sade (excertos)
>
> A senhora Dolmène era uma criatura encantadora que calculava ao máximo todas as sensações do amor; pouquíssimas mulheres conheciam-na como ela própria e, em virtude de seus talentos, reconhecera que, depois de muito meditar, dois amantes valiam muito mais do que um; com respeito à reputação, era quase a mesma coisa, um encobria o outro. [...]
> Certo dia, a ordem fixada dos encontros veio a se alterar, e nossos dois amantes, que nunca se tinham visto, conheceram-se de maneira engraçada, conforme mostraremos. Des-Roues foi o primeiro, mas chegara muito tarde, e como se o diabo tivesse se intrometido, Dolbreuse, que era o segundo, chegou um pouco mais cedo. [...]
> Por obra de um capricho bastante bizarro – mas tão comum entre os homens – nosso jovem militar, cansado do papel do amante, quis, por uns momentos, representar o da amante; em lugar de ser amorosamente abraçado por sua divindade, quis, por sua vez, abraçá-la: em resumo, o que está embaixo, coloca--o em cima, e, por essa inversão de posição, inclinada sobre o

altar onde normalmente se oferecia o sacrifício, era a senhora Dolmène que, nua como a Vênus calipígia, e encontrando-se estendida sobre o seu amante, apresentava, diante da porta do quarto onde se celebravam os mistérios, o que os gregos adoravam com devoção na estátua que acabamos de mencionar, essa parte mui bela que, em suma – sem sair à procura de exemplos tão remotos – encontra tantos adoradores em Paris. Tal era a atitude quando Dolbreuse, acostumado a entrar sem dificuldade, chega cantarolando, e vê por um ângulo o que uma mulher verdadeiramente honesta não deve, segundo dizem, jamais mostrar.

O que teria causado grande prazer a muitas pessoas fez com que Dolbreuse recuasse.

– O que vejo? – exclamou. – Traidora... é isso que me reservas? A senhora Dolmène que, naquele momento, se encontrava numa dessas crises em que a mulher age infinitamente melhor do que raciocina, resolve mostrar-se audaciosa:

– Que diabo tens tu? – diz ela ao segundo Adônis sem deixar de se entregar ao outro. – Não vejo nisso nada que te cause muito pesar; não nos perturbes, meu amigo, e contenta-te com o que te resta; como bens pode notar, há lugar para dois.

Dolbreuse, não conseguindo deixar de rir-se do sangue-frio de sua amante, pensou que o mais simples era seguir o conselho dela, não se fez de rogado, e dizem que os três lucraram com isso.

In: *Contos libertinos*. São Paulo: Imaginário, 1997.

Teoria da repressão

Uma das primeiras interpretações da causa do homossexualismo foi elaborada pelo conde Alberto Radicati di Passerano no início do século XVIII. Radicati concluiu que, quanto mais repressiva a sociedade, ou conforme ele expressa, mais "tola e injusta é a separação dos sexos, o que é praticado em muitos lugares", mais há homossexualismo em todas as suas formas. Para o filósofo, esse era o motivo de, em seu tempo, haver, segundo ele, menos homossexualismo na Inglaterra e na Holanda, onde as mulheres gozavam de maior liberdade sexual, do que no sul da Europa.

Ídolos

A Europa do século XVIII idolatrava os *castrati*, cantores que tinham sido emasculados na infância para preservar sua voz masculina de soprano. O Vaticano, por exemplo, só deixou de usar homens emasculados em seu coral em 1878.

Princesa letal

Quando a família real chegou ao Rio de Janeiro, fugindo das tropas de Napoleão que invadiram Portugal, a princesa Carlota Joaquina (1775-1830), casada com o então príncipe regente Dom João VI, escolheu o pacato bairro de Laranjeiras para fixar sua residência particular. A Casa do Mirante, ou Quinta da Rainha, era palco de festivas reuniões – o refúgio onde a princesa recebia e entretinha seus muitos amantes. Possessiva, Carlota levava seu ciúme a extremos. Em 8 de outubro de 1820, Gertrude Petra Carneiro Leão, esposa do rico comerciante Fernando Carneiro Leão, foi assassinada a tiro de arcabuz ao descer da carruagem em frente à sua casa, no Catete. Como o assassino fugiu, não foi possível desvendar o mistério que envolveu o bárbaro crime. No entanto, de acordo com um pesquisador da História do Rio de Janeiro, o crime foi cometido por um homem conhecido como "Orelha", a mando da rainha Carlota Joaquina, amante do marido de Gertrude. A ação da rainha parece ter surtido o efeito que ela desejava. O crime não afastou Fernando Carneiro Leão do convívio na Corte, nem impediu que, anos mais tarde, ao deixar o comércio, ingressasse no Exército, no qual comandou a guarda de honra do imperador Dom Pedro I. Em 1825, recebeu o título de barão de Vila Nova de São José e depois foi elevado a conde com o mesmo título.

Desejo ilegal

O poeta inglês George Gordon, Lord Byron (1788-1824), uma das mais importantes figuras do movimento romântico inglês, teve de fugir da Inglaterra depois que sua mulher, Anne Isabella Milbanke, o acusou de a sodomizar. Na época, o sexo anal, mesmo entre marido e mulher, era ilegal.

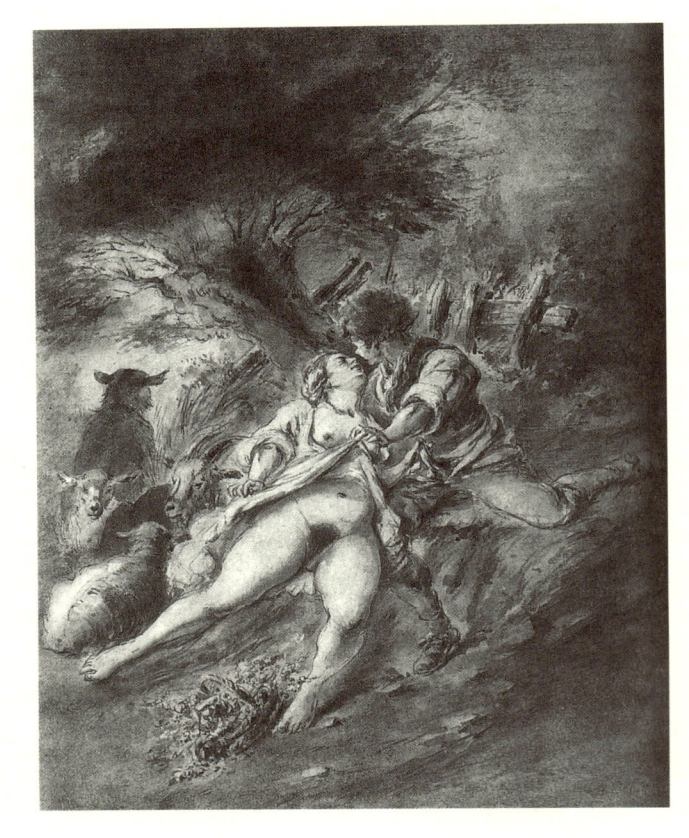

A hora dos amantes, *Jean Baptiste Marie Huet (1745-1811)*

Amor livre, mas nem tanto

As ideias sobre liberdade sexual e direito ao prazer divulgadas pelo Iluminismo influenciaram sobremaneira a vida da escritora inglesa Mary Shelley (1797-1851), autora da primeira obra de ficção científica, *Frankenstein ou o Prometeu moderno*. O pai de Mary, o filósofo e escritor William

Godwin, era notório defensor do amor livre, e Mary cresceu ouvindo os conceitos do pai e lendo seus livros. A filosofia de liberdade sexual de Godwin também atraiu para o seio da família o futuro marido de Mary, o poeta Percy Shelley (1792-1822), outro grande nome do romantismo britânico.

No entanto, quando Percy, então casado, tomou Mary como amante, Godwin mostrou que seu ideal de amor livre não se estendia à filha e simplesmente proibiu os amantes de se verem. O que Godwin não esperava era que o discípulo abandonasse a esposa e fugisse com sua filha.

Acompanhados pela irmã de criação de Mary, Claire Clairmont, os amantes viveram algum tempo na França, na Suíça e na Itália. Fora da Inglaterra, Percy continuou um devotado seguidor das ideias de amor livre. Como parte do seu esforço, ele tentou estabelecer uma comunidade radical entre seus amigos, os quais deviam compartilhar entre si suas parceiras sexuais. Em torno do seu relacionamento com Mary, Percy estabeleceu laços eróticos com Claire e estimulou Mary a fazer sexo com seu melhor amigo, Thomas Hogg. Mary aceitou a contragosto o relacionamento entre Percy e sua meia-irmã, mas não quis ter relações sexuais com Hogg. Na verdade, a liberdade do amor de Mary estava na escolha de se devotar ao seu amante e futuro marido.

Submissão masculina

O termo "masoquismo" foi cunhado em referência a Leopold von Sacher-Masoch (1836-1895), autor de mais de cem títulos entre romances, contos, ensaios e teatro.

O nome do escritor foi associado com o comportamento que passou a ser conhecido como masoquismo por causa de uma cena de *A Vênus de peles* (1870), em que um personagem atinge o êxtase sexual após ser surrado pelo amante da sua esposa. Segundo alguns de seus biógrafos, Masoch retratou em seus romances suas próprias inclinações e relações sexuais com as esposas.

Sociedade sádica

O sádico é aquele que tem prazer infligindo sofrimento aos outros. A sociedade patriarcal brasileira, que incluía as relações entre senhores e escravos, se afirmava fortemente sobre uma ética que poderia ser considerada sádica. A convivência entre os senhores e as mucamas no interior das casas-grandes levou à intimidade sexual entre os brancos e as africanas, o que resultava na multiplicação de filhos bastardos. Só isso já seria considerado abuso, mas normalmente, os filhos que os senhores e feitores geravam nas escravas também eram escravizados. Na verdade, o interesse dos senhores pelas mucamas ia além dos prazeres eróticos. Era uma forma de aumentar o número de escravos. É claro que isso não passava despercebido pela sinhá, isto é, pela mulher do proprietário. Como dificilmente ela podia se opor ao patriarca, descontava seu ciúme e inveja nas escravas, "principalmente as mulatas", conforme escreve Gilberto Freyre em *Casa-grande & senzala*. "Com relação a esta [à mulata]", afirma Freyre, "por ciúme ou inveja sexual [...] sinhás-moças mandavam arrancar os olhos de mucamas bonitas e trazê-los à presença do marido, à hora da sobremesa, dentro da compoteira de doce e boiando em sangue ainda fresco."

A era vitoriana: sexo em um período de contradições

As aparências enganam

A era vitoriana, assim chamada por causa da rainha inglesa Vitória (1819-1901), que reinou durante grande parte do século XIX, foi uma época de contradições. Ao mesmo tempo que se cultivava uma aparência exterior de dignidade e o ideal puritano era adotado como norma, nesse período assistia-se a acontecimentos deploráveis, como uso abusivo do trabalho infantil e prostituição. Por causa do desenvolvimento científico, as classes média e alta dos países ocidentais, ao mesmo tempo que reconheciam pela primeira vez na História a individualidade sexual humana, evitavam sua sexualidade, temendo se aproximar demais dos instintos e se afastar da civilização. As classes baixas, porém, viviam na promiscuidade. Como resultado das desigualdades sociais, era comum os pais prostituírem as filhas ainda meninas, para conseguir meios de subsistência.

Moral burguesa

Durante a era vitoriana, a divisão das esferas pública e particular tornou-se a fundação sobre a qual a burguesia ascendente construiu sua moral familiar e sexual. A frígida esposa confinada ao lar e o marido destacado socialmente se tornaram a principal referência a orientar a sexualidade da época. Contrariamente a esse ideal, as prostitutas, os homossexuais e o masturbador solitário surgiram como as maiores ameaças à heterossexualidade orientada à reprodução, à moral burguesa e à ordem social.

O patriarca

O chefe de família vitoriano casava-se, em geral já maduro, com uma jovem virgem bem mais nova do que ele. Normalmente, o patriarca espancava os filhos para manter a disciplina, mantinha as filhas tão ignorantes quanto possível, punha as empregadas grávidas para fora de casa sem pagamento ou nenhum apoio e, por causa da frigidez da esposa, quase sempre, frequentava prostitutas – a maioria delas menor de idade.

Palavrão

Na Inglaterra vitoriana, a palavra "perna" era palavrão. As esposas que mais encarnavam o ideal de "anjos do lar" chegavam a cobrir as pernas dos pianos e das mesas com longas toalhas para evitar o uso da palavra.

Damas nas camas

Pobres santas

Durante a era simbolizada pelo reinado da rainha britânica Vitória, o gênero feminino sofria em demasia por causa da visão de "mulher ideal" imposta pela sociedade. Os direitos legais das mulheres eram os mesmos que os das crianças. Quando se casavam, todos os seus direitos e suas propriedades pertenciam ao marido. Aos olhos da lei, elas eram "legalmente incompetentes e irresponsáveis". Assim, não podiam votar nem ter propriedades.

Eram vistas como "puras" e "limpas". Por isso, seu corpo era tido como "templo" que não podia ser fonte de prazer sexual. Os vitorianos sustentavam que as mulheres eram seres assexuados. Uma mulher que manifestasse qualquer desejo erótico era uma séria candidata a "cair na vida", isto é, tornar-se prostituta. O papel delas era ter filhos e cuidar da casa, encarnando o arquétipo "anjo do lar". Os únicos trabalhos que podiam exercer eram de professora e de empregada doméstica. O ideal da mulher vitoriana era ser piedosa, religiosa, pura e, sobretudo, submissa. No fim das contas, as mulheres vitorianas eram tratadas como santas – santas apenas com relação a seus deveres, pois não tinham nenhum direito sobre si mesmas.

Só para eles

Como a mulher do século XIX não tinha direito sequer sobre o próprio corpo, ela não podia recusar suas "obrigações conjugais". Havia, porém, um complicador, isto é, o fato de ela ser considerada naturalmente frígida. Suas necessidades – não só sexuais, mas quaisquer que fossem – não eram entendidas nem consideradas. As relações conjugais eram baseadas unilateralmente nas necessidades do homem. Entendia-se que, por causa da "falta de interesse" da mulher por sexo, o marido é quem devia tomar a iniciativa, ou melhor, exigir ter relações com a esposa. E exigia à força. O estupro doméstico era extremamente comum – o que, com certeza, contribuía para a frigidez da mulher. E começava logo no início da vida conjugal. Frequentemente, as noivas não tinham ideia do que iria acontecer na noite de núpcias. Os maridos perdiam a paciência... e elas acabavam traumatizadas.

Tudo pela pátria

Uma senhora vitoriana deixou registrado em seu diário a frase que encarnava toda a educação sexual que ela recebera da mãe: "feche os olhos (abra as pernas) e pense na Inglaterra". Este era um ditado comum entre as britânicas, traduzindo a falta de prazer e a obrigação que envolviam o sexo para a mulher.

Boas meninas

Entre as famílias vitorianas mais puritanas, as moças vestiam uma camisola durante o banho e, ao trocar de roupa, deviam manter os olhos fechados para não contemplar seus próprios corpos.

Com medo das mulheres

A sexualidade vitoriana era dominada pelo medo que os homens tinham da sexualidade feminina. Para eles, o prazer sexual das mulheres representava uma ameaça à racionalidade que os homens procuravam demonstrar em público.

Pandora

Um médico inglês, William Acton, culpava as mulheres pela impotência masculina. Acton sustentava que o forte impulso sexual dos homens não podia ser reprimido. Se as esposas negassem aos maridos "os privilégios do casamento", isso acabaria fazendo que eles se tornassem impotentes. O doutor Acton recomendava às mulheres que superassem sua "repugnância natural à coabitação" em prol da saúde dos homens. Esse argumento também justificava o sexo com prostitutas, pois, ao fazê-lo, os homens estavam apenas seguindo sua natureza.

Prima adúltera

A reputação da mulher vitoriana era tudo o que ela tinha. Se ela cedesse ao seu desejo, passava a ser uma "caída". Um exemplo de "mulher caída" – e das consequências que ela enfrentava – está brilhantemente retratado na obra *O primo Basílio,* do português Eça de Queirós (1845-1900). O romance narra o adultério de Luísa, uma bem casada burguesa de Lisboa, com seu primo Basílio, um dândi conquistador e cínico. Ao ser descoberta pela amarga e invejosa empregada Juliana, Luísa fica completamente em suas mãos. Para não ser denunciada e "cair" à vista de todos, Luísa deixa-se *chantagear* por Juliana, sendo obrigada a satisfazer todos os caprichos da criada e acaba adoecendo gravemente.

O primo Basílio – Eça de Queirós (excerto)

Tinham as pieguices clássicas; metiam-se bocadinhos na boca; ela ria com os seus dentinhos brancos; bebiam pelo mesmo copo, devoravam-se de beijos – e ele quis-lhe ensinar então a verdadeira maneira de beber champanhe. Talvez ela não soubesse!

– Como é? – perguntou Luísa erguendo o copo.

– Não é com o copo! Horror! Ninguém que se preza bebe champanhe por um copo. O copo é bom para o Colares...

Tomou um gole de champanhe e num beijo passou-o para a boca dela. Luísa riu muito, achou "divino"; quis beber mais assim. Ia-se fazendo vermelha, o olhar luzia-lhe.

Tinham tirado os pratos da cama; e sentada à beira do leito, os seus pezinhos calçados numa meia cor-de-rosa pendiam, agitavam-se, enquanto um pouco dobrada sobre si, os cotovelos sobre o regaço, a cabecinha de lado, tinha em toda a sua pessoa a graça lânguida de uma pomba fatigada.

Basílio achava-a irresistível; quem diria que uma burguesinha podia ter tanto chique, tanta queda? Ajoelhou-se, tomou-lhe os pezinhos entre as mãos, beijou-lhos; depois, dizendo muito mal das ligas "tão feias, com fechos de metal", beijou-lhe respeitosamente os joelhos; e então fez-lhe baixinho um pedido. Ela corou, sorriu, dizia: "não! não!". E quando saiu do seu delírio tapou o rosto com as mãos, toda escarlate; murmurou repreensivamente:

– Oh, Basílio!

Ele torcia o bigode, muito satisfeito. Ensinara-lhe uma sensação nova; tinha-a na mão!

In: http://www.bibvirt.futuro.usp.br/index.php/content/view/full/9491

Lutando por seus direitos

Na segunda metade do século XIX, grupos de mulheres começaram a exigir os mesmos direitos que os homens. As "sufragistas", como eram chamadas, faziam campanha para poder ter propriedades em seus nomes, ter acesso à educação e, sobretudo, votar. A independência que as mulheres iriam conquistar viria a ter impacto muito forte na determinação do comportamento sexual do século seguinte.

Inocentes

No período vitoriano, as mulheres não eram vistas pela lei como capazes de seduzir menores. Na Inglaterra, se uma garota menor de quinze anos mantivesse relações sexuais com um garoto da mesma idade, ele seria enviado a um reformatório, mas ela não, pois era sempre tida como vítima.

Sobrevivendo no mundo dos homens

A prostituição era aceitável no período vitoriano. Londres era a cidade com o maior número de prostitutas da Europa. Embora ultrajante, era uma forma de as mulheres conseguirem sobreviver em uma sociedade totalmente fechada a elas. Nas classes mais baixas, muitas moças se prostituíam entre os dezoito e os 22 anos. Era uma opção melhor – apesar de todos os perigos e inconvenientes envolvidos – do que trabalhar nas fábricas de então – verdadeiras ratoeiras insalubres. Não raro, essas mulheres acabavam se casando com algum dos seus clientes e se estabilizavam.

A lente vitoriana

Velha boêmia

Uma das atrações que os homens ricos encontravam no Rio de Janeiro da segunda metade do século XIX eram as *pensions d'artistes*, isto é, prostíbulos de luxo. Os mais procurados ficavam em Botafogo, no Jardim Botânico e no Catete. Porém, a maior parte das profissionais do sexo do Rio de Janeiro atuava na região do porto. Na rua da Alfândega, ao longo dos botequins, enfileiravam-se as prostitutas mais pobres, que não tinham charme ou idade para as *pensions d'artistes*, e buscavam na rua seus clientes. Uma marca dessas mulheres, como de muitos dos seus amantes, soldados, malandros e policiais, era a fixação por tatuagens. O escritor João do Rio (1881-1921) comentou em crônica essa moda: "as meretrizes e os criminosos nesse meio de becos e de facadas têm indeléveis ideias de perversidade e de amor. Um corpo desses, nu, é um estudo social. As mulheres mandam marcar corações com o nome dos amantes, brigam, desmancham a tatuagem [...], e marcam o mesmo nome no pé, no calcanhar".

Leitura para homens

No fim do século XIX, começaram a ser editados no Brasil livros e revistas libertinos – ou "fesceninos", como eram chamados na época. Já a literatura erótica nacional foi inaugurada em 1888 pelo romance *A carne*, de Júlio Ribeiro (1845-1890), que relata a ardente paixão entre a jovem e inexperiente Lenita e Manuel Barbosa, um homem maduro e separado da esposa. O livro provocou escândalo por abordar temas que eram tabu na época, como amor livre, divórcio e o novo papel da mulher na sociedade. Outro livro que chocou nossos tataravós foi *Bom crioulo*, de Adolfo Caminha (1867-1897), publicado em 1895, narrando uma trágica relação homossexual. "Bom crioulo" é o apelido de Amaro, um marinheiro mulato que se envolve com o grumete Aleixo. Quando estão em terra, Amaro e Aleixo alugam um sótão para seus encontros na casa de Carolina, uma conhecida do Bom crioulo. Quando este é transferido, Carolina seduz Aleixo. Ao descobrir, Amaro vinga-se castrando Aleixo.

> A primeira descrição de um ato sexual na literatura brasileira:
> *A carne* – Júlio Ribeiro (excerto)
>
> E ela queria Barbosa, desejava Barbosa, gania por Barbosa. [...] Lenita perdeu completamente a cabeça, entrou: em bicos de pés, sem fazer rumor, escorregando, deslizando, como um fantasma, abeirou-se da cama de Barbosa. [...] Ele sentia-lhe a carne quente, dura, palpava-lhe a pele híspida pelo desejo, escutava-lhe o estuar do sangue, e o pulsar do coração. [...] Sentou-se rápido à beira da cama sem largar a moça, puxou-a para si, cingiu-a ao peito, segurou-lhe a cabeça com a mão esquerda, e, nervoso, brutal, colocou-lhe a boca na boca, achatou os seus bigodes ásperos de encontro aos lábios macios dela, bebeu-lhe a respiração. Lenita tomou-se de um sentimento inexplicável de terror, quis fugir, fez um esforço violento para desenlaçar-se, para soltar-se. [...] Retinham-na os braços robustos de Barbosa: em suas faces, em seus olhos, em

sua nuca os beijos dele multiplicavam-se: esses beijos ardentes, famintos queimavam-lhe a epiderme, punham-lhe lava candente no sangue, flagelavam-lhe os nervos, torturavam-lhe a carne.

Cada vez mais fora de si, mais atrevido, ele desceu à garganta, chegou aos seios túmidos, duros, arfantes. Osculou-os, beijou-os, a princípio respeitoso, amedrontado, como quem comete um sacrilégio; depois insolente, lascivo, bestial como um sátiro. Crescendo em exaltação, chupou-os, mordiscou-lhes os bicos arreitados.

– Deixe-me! Deixe-me! Assim não quero! – implorava, resistia Lenita, com voz quebrada, ofegante, esforçando-se por escapar, e presa, todavia, de uma necessidade invencível de se dar, de se abandonar.

De repente fraquejaram-lhe as pernas, os braços descaíram-lhe ao longo do corpo, a cabeça pendeu-lhe, e ela deixou de resistir, entregou-se frouxa, mole, passiva. Barbosa ergueu-a nos braços possantes, pô-la na cama, deitou junto dela, apertou-a, cobriu-lhe os seios macios com o peito vasto, colou-lhe os lábios nos lábios.

Ela deixava-o fazer, inconsciente, quase em delíquio, mal respondendo aos beijos frementes que a devoravam. [...]

Depois foi um tempestuar infrene, tremulento, de carícias ferozes, em que os corpos se conchegavam, se fundiam, se unificavam; em que a carne entrava pela carne; em que frêmito respondia a frêmito, beijo a beijo, dentada a dentada.

Desse marulhar orgânico escapavam-se pequenos gritos sufocados, ganidos de gozo, por entre os estos curtos das respirações cansadas, ofegantes.

Depois um longo suspiro seguido de um longo silêncio.

Depois a renovação, a recrudescência da luta, ardente, fogosa, bestial, insaciável.

Pela frincha da janela esboçou-se um rastilho de luz tênue.

Era o dia que vinha chegando.

In: http://www.bibvirt.futuro.usp.br/index.php/content/view/full/1877

Independência e escândalo

A Irlanda poderia ter se tornado independente da Inglaterra bem mais cedo, não fosse um escândalo sexual. Charles Parnell (1846-1891), o carismático líder do Partido Parlamentar Irlandês, estava próximo de promover o direito dos irlandeses católicos como nunca havia sido feito em todo o tempo de dominação inglesa. Em 1891, Parnell perdeu todo o seu poder por causa do caso com Kitty (Katharine) O'Shea (1845-1921), esposa de outro parlamentar irlandês. Kitty era mulher de um dos melhores amigos de Parnell, o capitão Willie O'Shea. Apesar de ela ter se divorciado de O'Shea e de se casar com Parnell, o parlamentar foi abandonado pelos amigos liberais ingleses, pela hierarquia católica irlandesa e pela maior parte dos deputados irlandeses. A queda de Parnell foi um desastre para a Irlanda, que continuou sob domínio britânico até 1921 e só conseguiria sua independência com o esforço armado.

Madame Satã

Mary Jeffries (1854-1907) era famosa na Londres vitoriana pelos serviços que prestava aos homens da cidade. Na década de 1870, a cafetina tinha um bordel exclusivo, que servia a aristocracia britânica e europeia – um dos seus clientes era o próprio rei da Bélgica, Leopoldo II (1835-1909). Jeffries também possuía outros estabelecimentos desse tipo. Um deles era equipado com câmaras de torturas, destinadas ao sexo sadomasoquista. Ela sequestrava jovens e as alugava para serem torturadas e estupradas por seus clientes. Além disso, a cafetina era traficante de escravas brancas e especialista em sequestrar crianças, as quais prostituía em seus bordéis. Apesar de ter sido processada pela justiça, nunca foi condenada.

Ancestrais obscenos

Quando escavações em larga escala foram executadas em Pompeia, no início do século XIX, grande quantidade de arte erótica, retratando abertamente a sexualidade dos antigos romanos, foi revelada. As pinturas chocaram os vitorianos – os quais viam a si mesmos como herdeiros intelectuais do Império Romano. O remédio foi esconder as imagens de todos, exceto dos estudiosos, reunindo-as no que veio a ser chamado de Museu

Secreto. Com isso, os vitorianos achavam que evitariam corromper a sensibilidades de crianças, mulheres e da classe operária.

O museu secreto

Os objetos escavados em Pompeia classificados como "pornográficos" pelos arqueólogos foram colocados no Museu Secreto, aberto em 1819. O material era considerado tão pernicioso pelos vitorianos que, em 1849, a entrada do museu foi fechada com tijolos, permanecendo dessa forma por quase cem anos. Reaberto em 2000, desde 2005 a coleção tem uma sala especial no Museu Arqueológico Nacional de Nápoles. Uma placa na porta alerta o público sobre a natureza da coleção.

For men

Os vitorianos, temerosos de macular a moral de suas mulheres e de chocar suas crianças, construíram gabinetes de metal sobre os afrescos encontrados em Pompeia tidos como "pornográficos". Os gabinetes podiam, porém, ser abertos e mostrados aos cavalheiros mediante o pagamento de uma taxa, mas não às damas. Esse *peep show* arqueológico continuou em exibição até a década de 1960. Era, então, aberto a "pessoas maiores de idade e de elevada moral".

Sexo e saúde

Vício solitário

A masturbação, "onanismo" ou "vício solitário", como os médicos do século XIX se referiam a ela, era tida como uma prática hedionda, algo que enfraquecia o corpo e o caráter. Por isso, era vigorosamente combatida. Pais e educadores eram orientados a reprimir qualquer manifestação de sexualidade dos seus filhos. Desde cedo as crianças aprendiam que a excitação sexual era um sentimento errado – a "tentação do mal", conforme queriam os sacerdotes, e a porta da decadência, segundo a instituição médica. Em alguns países, a preocupação era tão grande que foram inventados e usados mecanismos para impedir a masturbação. Um médico da época chegou a criar um aparelho que dava choques elétricos no pênis do garoto adormecido, caso o infeliz menino tivesse uma ereção noturna.

Remédio bizarro

Até o começo do século XX (e, em certos lugares da Ásia e da África, até hoje), acreditava-se que algumas doenças venéreas podiam ser curadas se o doente mantivesse relações sexuais com virgens – e quanto mais jovens, mais "eficiente" o poder terapêutico. Por conta disso, muitas crianças foram sequestradas e prostituídas na Europa, uma vez que eram especialmente valorizadas e podiam alcançar preços elevados no mercado de sexo.

Vibradores histéricos

Os primeiros vibradores elétricos surgiram na década de 1880. O aparelho foi inventado por médicos para tratar um distúrbio nervoso feminino muito comum na época vitoriana, a histeria. O termo, derivado do grego *hystera*, isto é, "útero", era usado para descrever uma condição médica causada por perturbações uterinas. Um médico da época descreveu mais de uma centena de sintomas – entre eles, aumento da secreção vaginal e intumescimento do clitóris. Atualmente, a histeria dos vitorianos seria diagnosticada como insatisfação sexual. O tratamento que os médicos vitorianos empregavam era prosaico: massagem na genitália da paciente, o que provocava o "paroxismo histérico" na enferma. De fato, no entender contemporâneo, os médicos masturbavam suas pacientes até que elas atingissem o orgasmo.

No entanto, nossos tetravôs não consideravam o "estímulo vulvar", como queria a terminologia, como algo com conotação sexual. Pelo contrário, achavam aquilo um trabalho árduo e tremendamente maçante. Por isso, inventaram o vibrador. Logo, o novo aparelho se tornou popular entre os médicos. Versões para uso doméstico apareceram no mercado logo depois da sua invenção. Propagandas de vibradores pontuavam as revistas femininas da década de 1910, e o catálogo da loja de departamentos americana Sears Roebuck recomendava seu uso. Na década de 1920, com o aumento do número de filmes pornográficos e o uso que se fazia de brinquedos sexuais, o vibrador foi marginalizado: a mulher "decente" já não podia usá-lo.

Clitordectomia

Na segunda metade do século XIX, a clitordectomia, isto é, a extirpação cirúrgica do clitóris, era recomendada por alguns médicos radicais para resolver "distúrbios femininos". Embora esse procedimento fosse raro, a clitordectomia ganhou certa notoriedade na década de 1860, pelas atividades de Isaac Baker Brown. O médico inglês não só defendia a clitordectomia como fazia a cirurgia na sua clínica. Brown foi expulso da Sociedade Obstétrica de Londres e acabou morrendo louco.

A revolução de Freud

Poucos pensadores causaram uma mudança tão radical no comportamento sexual de seus contemporâneos quanto Sigmund Freud (1856-1939). Freud se elevou acima dos tabus do seu tempo para poder trazer uma visão mais clara e humana do sexo. Na sua época, o desejo sexual significava o contrário de civilização, um impulso que rebaixava os homens e mulheres a animais. Por isso, as classes média e alta ocidentais evitavam desenvolver sua sexualidade – especialmente as mulheres. Médicos e sacerdotes recomendavam que os pais punissem os filhos se eles se masturbassem, e qualquer mulher que cedesse à sua libido era vista como uma prostituta em potencial. Quase todas as noivas sofriam um trauma na noite de núpcias, sem a menor ideia do que iria acontecer até o fatídico momento de dormir com o marido pela primeira vez.

Freud, porém, percebeu que o sexo é mais importante na dinâmica da psique do que outros impulsos e necessidades. O psiquiatra austríaco revolucionou a maneira de ver o sexo ao afirmar que a vida sexual não começava na puberdade, mas logo depois do nascimento. Freud também fazia distinção entre "sexual" e "genital". O conceito de "sexual" é muito mais abrangente e inclui atividades que nada têm a ver com os genitais. Assim, para Freud, a vida sexual tem a ver com o prazer obtido por diversas partes do nosso corpo em todas as fases da vida.

As ideias de Freud ajudaram a mudar a cultura sexual do século XX. O legado dele foi trazer a sexualidade para a esfera social, a "sexualização do social", como entendem alguns autores. Hoje, sua teoria é bastante criticada justamente pela ênfase que Freud colocou na sexualidade. Para ele, tudo – bom ou mau – deriva da expressão ou repressão do impulso sexual, quando, na verdade, há outras forças atuando na psique humana. Alguns críticos afirmam que o erro de Freud foi ter generalizado demais e não ter levado em consideração as mudanças culturais. Mudanças das quais, ironicamente, ele foi uma força preponderante.

Um outro lado da era vitoriana

Apesar do contraditório tratamento ao sexo dispensado pelas classes altas, na era vitoriana, a sexualidade passou a ser vista de uma forma como nunca havia sido percebida antes na História. Por causa das descobertas científicas dos séculos anteriores e das novas ideias sobre direito sexual do Iluminismo, foi no século XIX que se compreendeu a sexualidade como um dos elementos básicos e mais importantes da identidade individual, com todas as suas implicações sociais e políticas. Ao contrário das classes dominantes que assumiam distanciamento ou negação da sexualidade, os artistas, intelectuais, operários e outras minorias começaram a exercer sua liberdade individual por meio do sexo. Pela primeira vez, o exercício da sexualidade se tornava um instrumento de emancipação e de revolução social.

Prazeres do sexo

A ética sexual vigente na era vitoriana não impediu que nesse período surgissem muitos manuais eróticos que estimulavam a prática do sexo por prazer. Esses textos difundiam um viés diferente do adotado pela burguesia de então. Os defensores dessas ideias propunham que tanto o homem como a mulher podiam desfrutar o prazer sexual. Na verdade, afirmavam que o interesse feminino nos jogos amorosos dependia de ela buscar satisfação por meio do homem – uma proposta escandalosa para a época.

Controle eficiente

Foi em meados do século XIX que os primeiros preservativos masculinos confiáveis surgiram. Eram as chamadas "camisas de vênus", mais tarde abreviadas para "camisinhas".

Amor romântico

Durante o Romantismo, movimento cultural que se iniciou na década de 1830, pela primeira vez na história da idealização humana do amor, a paixão, em vez da razão, se tornou a virtude das relações sexuais. O amor sexual passou a ser visto como o ideal.

Esse conceito, chamado de amor romântico, é uma extensão e uma renovação dos conceitos do amor cortês da Idade Média. A diferença está no fato de o Romantismo enfocar explicitamente a experiência erótica, ao passo que o amor cortês busca proezas e aventuras em nome do amor. Se o amor cortês representa, por analogia, as carícias preliminares ao ato de amor, o amor romântico seria a conjugação sexual a que essas carícias levam. De qualquer forma, os dois tipos de amor foram idealizados como virtude – um grande desenvolvimento no conceito de amor durante a História.

Amor ilegal

Apesar de seus esforços no sentido de quebrar a moral sexual burguesa, os defensores da emancipação sexual eram reprimidos pela sociedade conservadora. Em 1873, foi aprovada uma lei nos Estados Unidos proibindo a venda de qualquer método contraceptivo, bem como a divulgação de qualquer informação sobre técnicas de controle de natalidade. Falar sobre métodos anticoncepcionais em público era crime passível de prisão. Na Inglaterra, a situação era semelhante.

Repressão

Na década de 1890, a escritora teosofista e defensora dos direitos da mulher Annie Besant (1847-1933) e seu amante, o político Charles Bradlaugh (1833-1891), tido como um dos ateístas mais famosos do século XIX, publicaram um panfleto defendendo o controle de natalidade. As autoridades britânicas entendiam que isso era imoral e não demoraram a prender Annie. Isso, porém, não impediu que ela continuasse a defender sua visão do sexo como um meio de libertação e realização.

Homossexualismo

GLS

Ao mesmo tempo que o lesbianismo era praticamente ignorado, pois nessa época pensava-se que só os homens se entregassem às práticas homossexuais, o homossexualismo masculino era ilícito. A instituição médica sustentava que o homossexualismo era uma doença degenerativa, prejudicial à sociedade. A cena gay da época era, porém, muito ativa. Diversas personalidades mantinham discretamente relacionamentos com pessoas do mesmo sexo. E apesar da repressão legal, as principais cidades europeias tinham seus bairros de prostituição masculina.

Neologismo

O termo "homossexualidade" foi criado, em 1869, pelo jornalista austríaco Karl-Maria Kertbeny (1824-1882). Kertbeny também cunhou o termo "heterossexual", para definir os homens que sentem atração por mulheres.

A balada de Reading

Uma personalidade notória do século XIX que teve sua vida arruinada por causa da perseguição à sua orientação sexual foi o escritor e dramaturgo irlandês Oscar Wilde (1854-1900). Wilde foi processado pelo crime de pederastia pelo pai de um dos seus amantes, Lord Alfred Douglas. Condenado, passou dois anos servindo na prisão em regime de trabalhos forçados. Ele escreveu sobre a experiência em seu poema *A balada do cárcere de Reading*. Debilitado pelas duras condições que enfrentou na prisão, Wilde morreu poucos anos depois de ter cumprido a pena.

Pioneiro

Numa época de grande repressão sexual, houve quem se erguesse para defender os direitos dos homossexuais. O advogado e ativista alemão Karl-Heinrich Ulrichs (1825-1895) empreendeu uma corajosa campanha a favor do *Urning*, como ele batizou os seguidores da orientação sexual semelhante à sua. Ulrichs declarou que o amor homossexual era biológico e natural, explicando que essa atitude se devia a uma "psique feminina confinada num corpo masculino". Em 1870, Ulrichs publicou seu *Araxes: um chamado para libertar a natureza do Urning da lei penal*, um texto muito semelhante ao moderno discurso do movimento gay.

Idade Contemporânea:

O sexo do século XX até hoje

Erotismo à brasileira

O *sex-appeal* dos homens

No Brasil, até o fim do século XIX, os homens das classes mais elevadas não cuidavam do corpo. Expor o tórax era considerado vulgar e até mesmo indecente. As pernas só viam a luz do sol raras vezes, quando os médicos prescreviam banhos de mar – recomendados por seu caráter medicinal. A pele branca e os músculos flácidos eram sinais do homem de posse, que não precisa fazer nada além de mandar. Pele bronzeada e músculos rijos eram coisa de trabalhadores braçais, escravos ou lavradores. Porém, a partir de 1900, professores anglo-saxões que imigraram para o Brasil introduziram exercícios físicos e jogos esportivos. Na onda, surgiram os clubes de halterofilismo. A cultura e a inteligência já não bastavam para valorizar um homem. Era preciso também ter um belo corpo.

Cocottes

Enquanto as damas da sociedade brasileira, mesmo as que animavam os salões literários –, como Laurinda Santos Lobo, que recebia no seu palacete em Santa Teresa, no Rio de Janeiro, personalidades do mundo das artes, como o escritor Anatole France e a dançarina Isadora Duncan –, tinham de obedecer aos rígidos rituais de conveniência de então, havia mulheres emancipadas que chocavam por serem independentes e espontâneas. Pintavam o rosto, fumavam e conduziam animadas conversas regadas a vinho. Eram as cortesãs, as *cocottes*, que, apesar de escandalizarem as mulheres de família, faziam sucesso entre os homens com sua liberdade, excessiva para a época.

Clientela famosa

Com o advento da industrialização e o crescimento das cidades, no Brasil do começo do século XX, a efervescência da vida urbana tornou famosas algumas donas de bordel, como Susana Castera, no Rio de Janeiro. Francesa, Susana, também conhecida como Tina Tatti, era famosa não só por seus dotes físicos, mas também por ter levado vários homens à ruína financeira. Sua elegante *pension d'artiste* recebia personalidades da vida pública de então, como o chefe de polícia Cardoso de Castro. Outro de seus assíduos frequentadores era o barão do Rio Branco.

Diversões cariocas

Nas duas primeiras décadas do século XX, as cortesãs cariocas, fossem polacas, croatas, francesas, negras ou caboclas da terra, estavam no centro da vida da cidade. A prostituição era, de fato, muito comum no Rio de Janeiro daquele tempo. Em 1910, o escritor Gilberto Amado afirmou em uma crônica que o "intenso tráfego carnal assumia o caráter regular de um negócio lícito, de absoluta normalidade". À noite, a avenida Central era tomada pelas "mulheres da vida", em busca de fregueses. As ruas Senador Dantas, Sete de Setembro e o beco dos Carmelitas viam o caminhar incessante de raparigas e de deputados, senadores, desembargadores, capitalistas, comerciantes, jovens estudantes, enfim, gente de todos os matizes e classes sociais, em busca de prazer. Ninguém estranhava o intenso entra e sai de figuras da elite política e social carioca nas casas onde aconteciam os encontros.

Havia bordéis para todos os bolsos. Os menos abastados ou mais apressados frequentavam os sobrados das ruas centrais, no largo do Rossio, no lado da rua do Espírito Santo, na praça Tiradentes e na rua do Lavradio. Já os que podiam pagar mais iam às "pensões de artistas", de Susana Castera, Janine e Eudóxia (nas ruas Santo Amaro e Benjamin Constant, na Glória). Mas em meados da década de 1920, a cidade lhes virou às costas e as prostitutas foram degredadas para a zona de meretrício do Mangue.

Moda indecente

Por causa das inovações culturais trazidas pela industrialização e pelo desenvolvimento da ciência, o século XX assistiu, já em seu início, a uma maior liberdade sexual. A própria moda refletiu essa tendência. Nos primeiros anos da década de 1910, as mulheres começaram a abandonar as saias que se arrastavam pelo chão e já usavam em seus vestidos um tênue decote. A maquiagem deixou de ser "coisa de atriz" (leia-se, "de mulher liberada" e, por isso, "vulgar") e foi adotada, mas com moderação: só se podia usar anilina e pó de arroz. Nada de batom. Mas as adeptas da nova moda corriam sério risco. Uma notícia de jornal informa que, em 11 de março de 1911, uma senhora passeava calmamente pela avenida Central, no Rio de Janeiro. Vestia a última moda parisiense, uma *jupe-culotte,* ou saia-calção, imitando couro de crocodilo. Comum nos filmes, a *jupe-culotte* se ajustava ao corpo, realçando as formas femininas. Foi o que bastou para transformar a avenida Central num pandemônio. A tal senhora foi vaiada, agarrada brutalmente, quase despida em público. Acabou tendo de se refugiar numa loja, a Camisaria Americana, para não ser linchada.

Amor intransitivo

Na família patriarcal brasileira, em geral, os filhos homens eram iniciados sexualmente por prostitutas. Normalmente, o pai contratava os serviços de uma meretriz de confiança, de quem poderia até ser cliente. Deixava tudo acertado e avisava laconicamente o filho. Às vezes só lhe passava um endereço. A mulher cuidava do restante.

Entre as famílias ricas, os filhos dos barões do café ou dos primeiros industriais do país experimentavam uma variante. Com a vinda dos imigrantes, os magnatas contratavam preceptoras estrangeiras, muitas vezes alemãs ou austríacas, para iniciarem seus herdeiros. Sentiam-se mais seguros dessa forma, em vez de expor seus filhos aos bordéis. Com a desculpa de ensinarem música e línguas aos jovens, essas professoras abriam a eles o caminho do sexo. Após a iniciação, ela partia e ia "lecionar" para outro moço.

Mário de Andrade (1893-1945) publicou, em 1927, um romance sobre esse costume patriarcal brasileiro que se tornou célebre, *Amar, verbo intransitivo*. O tema, inédito em nossa literatura até então, provocou desconforto. O idílio, conforme o próprio Mário classificou seu texto, gira em torno da iniciação sexual do protagonista, Carlos Alberto. Seu pai, Sousa Costa, temeroso de que o filho tivesse sua iniciação num prostíbulo e pudesse vir a ser explorado pelas prostitutas ou até se tornar toxicômano por influência delas, contrata uma profissional para isso, a alemã Elza. Ela entra no austero lar burguês de Higienópolis como governanta, incumbida, também, de ensinar piano e alemão aos quatro filhos de Sousa Costa e da esposa, Laura.

Carlos já havia experimentado o sexo durante uma farra com os amigos e prostitutas. No entanto, foi um ato mecânico, seco, pressionado pelos companheiros. *Fräulein* Elza, ao contrário, iria ensinar outra espécie de amor – e se enredaria, sem saber, nas suas redes.

No entanto, por mais que Elza busque seduzir Carlos quando os dois ficam a sós estudando na biblioteca, ele não percebe suas intenções. A convivência acaba despertando o interesse do adolescente pela mestra. Os toques de *Fräulein* tornam-se cada vez mais constantes. A atração revela-se num jogo de avanços e recuos, de desejos e de medos. A tensão chega ao máximo quando, numa narrativa extremamente velada, Carlos se masturba tecendo fantasias com a professora. Finalmente, Elza inicia o adolescente. Em pouco tempo, o jovem passa a frequentar, à noite, a cama de Elza. O que ela não esperava era se apaixonar por Carlos. Os dois acabam envolvidos além do planejado.

A família Sousa Costa também desenvolve uma enorme dependência em relação à alemã. Preocupada em não perder controle da situação, ela decide acelerar o término de sua tarefa. Combina com Sousa Costa um flagrante. Os amantes são surpreendidos no quarto da governanta. Sousa Costa finge-se surpreso e aborrecido com o descuido do filho. *Fräulein* Elza recebe os oito contos combinados e parte, mergulhando Carlos num luto cavernoso. Cai o pano.

A narrativa segue, então, com Elza ensinando outro garoto da burguesia de Higienópolis, Luís. Não tem prazer nesse trabalho – ainda nutre afeto por Carlos. Mesmo assim, busca seduzir Luís, abrindo-lhe o caminho para o amor. É sua profissão. Precisa juntar dinheiro e voltar para a Alemanha.

No Carnaval seguinte, ela encontra Carlos, que a trata friamente. Elza se vê apanhada num redemoinho de emoções. Numa dicotomia usada por Mário de Andrade para retratar a alma alemã, Elza percebe que seu lado sonhador sente-se frustrado com a frieza de Carlos, mas seu lado prático se sente realizado. Ela lembra todos aqueles jovens que iniciou, a quem ensinou o amar de forma intransitiva, isto é, sem se importar com o objeto do amor. Elza crê ser preciso primeiro amar intransitivamente para depois poder amar de maneira transitiva, amar dedicando-se de fato a alguém. Elza se percebe como a mãe do amor, verdadeira deusa – e se orgulha disso.

Um retrato da família patriarcal brasileira no início do século XX:
Amar, verbo intransitivo – Mário de Andrade (excerto)

Nas noites espaçadas em que Sousa Costa se aproximava da mulher, ele tomava sempre o cuidado de não mostrar jeitos e sabenças adquiridos lá embaixo no vale. No vale do Anhangabaú? É. Dona Laura comprazia com prazer o marido. Com prazer? Cansada. Entre ambos se firmara tacitamente e bem cedo uma convenção honesta: nunca jamais ele trouxera do vale um fio louro no paletó nem aromas que já não fossem pessoais. Ou então aromas cívicos. Dona Laura por sua vez fingia ignorar as navegações do Pedro Álvares Cabral. Convenção honesta se quiserem... Não seria talvez a precisão interior de sossego?... Parece que sim. Afirmo que não. Ah! ninguém o saberá jamais!.. E quem diria que Sousa Costa não era bom marido? Era sim.

In: *Amar, verbo intransitivo*.

Uma nova sexualidade

Quebra de padrões

As visões de Freud e os questionamentos que resultaram do advento da Primeira Guerra Mundial – a maior carnificina vivida pela humanidade até então – levaram, na década de 1920, muitos artistas e intelectuais a uma atitude ainda mais liberal com relação à sua sexualidade do que seus predecessores dos séculos XVIII e XIX. Sua conduta iria influenciar os modos e as maneiras das gerações seguintes até culminar na liberdade erótica e na militância sexual a partir da década de 1970.

A nova mulher

O cinema influenciou sobremaneira o novo posicionamento dos "anos loucos" – como a década de 1920 veio a ser chamada. O cinema impôs novos valores e costumes – sobretudo para o público feminino. Livre do espartilho, a mulher podia mostrar as pernas e os joelhos, usar vestidos decotados e maquiagem. Eram as "melindrosas". A nova mulher fumava e se divertia. Começava a questionar os padrões que tinha de seguir. Em seu diário, a atriz brasileira Wanda Marchetti anotou "que não devia ser preciso esperar o casamento para descobrir o sexo". Os valores das atrizes, sempre olhadas de cima pelas damas, invadiam toda a sociedade por intermédio da tela. Os novos tempos eram um ultraje para os conservadores.

Maldito

O escritor britânico D. H. Lawrence (1885-1930) foi um dos autores que mais contribuíram para a expansão da sexualidade em seu tempo. Acusado de desperdiçar seu talento escrevendo "pornografia", Lawrence, na verdade, chocou sua geração com as histórias de sexo extraconjugal da sua Lady Chatterley. *O amante de Lady Chatterley* era tão escandaloso para a mentalidade de então, que só foi publicado na Inglaterra em 1960 – 32 anos após ter sido publicado pela primeira vez em Florença, Itália. O romance incomodou por causa das narrativas de sexo explícito, dos palavrões e, principalmente, porque aborda encontros sexuais entre um homem da classe operária e uma aristocrata. Casada com um marido rico e impotente, Constance Chatterley não consegue viver apenas no mundo mental. Frustrada sexualmente, ela percebe que precisa, igualmente, do gozo físico – algo condenável para a mulher de classe alta no início do século XX. Por outro lado, o amante de Lady Chatterley, o guarda-caça Oliver Mellors, também cresce com o relacionamento, aprendendo com os desafios espirituais que surgem a partir da relação sexual.

Bissexual, Lawrence incomodou seus contemporâneos afirmando que "gostaria de saber por que todo o homem que se aproxima da grandeza tende ao homossexualismo, mesmo que ele não admita".

O amante de Lady Chatterley – D. H. Lawrence (excerto)

Ele também havia desnudado a parte frontal do seu corpo e ela sentiu a carne despida dele contra a sua, enquanto ele a penetrava. Por um momento ele ficou imóvel dentro dela, túrgido e trêmulo. Então, quando começou a se mexer, no repentino e inevitável orgasmo, novas e estranhas emoções despertaram como se fossem ondulações movendo-se dentro dela. Ondulações espalhando-se como suaves chamas sobrepondo-se umas às outras, como penas macias, transformando-se em pontos de brilho, delicados, sensíveis e que faziam tudo derreter dentro dela. Era como se fossem sinos soando até atingir a culminação. Ela permaneceu deitada, inconsciente dos gritinhos selvagens que emitiu. Mas acabou cedo demais, demais, e ela não podia mais forçar a própria conclusão por sua atividade. Isso era diferente, diferente. Ela não podia fazer nada. Ela não podia mais enrijecer e agarrar para alcançar sua satisfação por meio dele. Podia apenas esperar, esperar e gemer em espírito, enquanto o sentia sair, sair e contrair, chegando ao terrível momento em que ele escorregaria para fora dela e se iria, apesar de todo o seu útero estar aberto e macio, clamando docemente, como uma anêmona sob a maré, clamando para que ele entrasse novamente e a realizasse. Ela se agarrou a ele, inconsciente da paixão, e ele não saiu dela, e ela sentiu o suave botão dele enquanto o prendia e estranhos ritmos aumentando dentro dela, com um movimento cada vez mais rítmico, inchando e inchando até que isso preencheu toda a sua consciência, e então começou novamente o indescritível movimento que não era, de fato, movimento, mas simplesmente profundos redemoinhos girando cada vez mais fundo através de todos os seus tecidos e consciência até que ela se tornou um fluido de sentimento perfeito e concêntrico. E assim ela permaneceu gemendo gritos inconscientes e inarticulados. A voz vinda da noite extrema, a vida! O homem ouviu-a debaixo dele com um tipo de espanto, conforme sua vida fluía para dentro dela. E conforme ela se acalmava, ele também se acalmava, até que ficou deitado totalmente quieto, sem saber, enquanto ela vagarosamente relaxava seu abraço até quedar-se deitada, inerte. E os dois ficaram deitados, ignorando tudo ao seu redor, mesmo a presença um do outro, ambos perdidos.

In: *Lady Chatterley's Lover*. London: Penguin Books, 1997 (Tradução livre do autor).

Amor platônico

O amor que a pintora Dora Carrington (1893-1932) nutriu pelo escritor homossexual Lytton Strachey (1880-1932) foi tão avassalador, que ela abriu mão do sexo (com ele, ao menos, uma vez que ela era bissexual e cultivou diversos amantes dos dois gêneros). Embora vivessem juntos, Carrington – como preferia ser chamada – respeitava a condição imposta por Strachey. Mais que isso, ela chegou a se casar com Ralph Partridge para satisfazer Strachey. Partridge desejava Carrington, que desejava Strachey, que desejava Partridge. Se Partridge e Stratchey tinham suas vontades satisfeitas, uma vez que, "por favor" à esposa, Partidge frequentava a cama de Strachey, o mesmo não se pode dizer de Carrington. Seu objeto de desejo, Lytton Strachey, não escondia a repulsa que o corpo feminino lhe causava. Figuras públicas, os artistas inspiraram uma quadrinha que espelha bem a perplexidade das pessoas diante da sua insólita relação: "Lytton Strachey é gay, Dora, bissexual/ a vida é estranha, se você é intelectual".

A guerra do controle de natalidade

Nos primeiros anos do século XX, Margaret Sanger (1879-1966) começou a trabalhar como enfermeira em Nova York, atendendo mulheres carentes. Margaret ficou chocada com a pobreza e o sofrimento causado por gravidezes indesejadas. Certa vez, tentou ajudar uma mulher com hemorragia aguda, causada por uma brutal tentativa de aborto que ela tentara praticar em si mesma, mas a mulher morreu. Depois disso, Margaret desistiu da enfermagem. Em vez disso, começou a lutar pela legalização do controle de natalidade, escrevendo panfletos defendendo o direito de escolha das mulheres. Resultado: em 1914, Margaret teve de fugir dos Estados Unidos, acusada de distribuir informações ilegais sobre controle de natalidade. Passou um ano na Europa, aproveitando esse tempo para estudar técnicas anticoncepcionais. Seu caso foi arquivado, e Margaret voltou a Nova York, onde abriu uma clínica para oferecer apoio e aconselhar mulheres sobre controle de natalidade. Logo, a polícia fechou a clínica, e, dessa vez, Margaret foi presa. Mas a notícia ganhou dimensão nacional, e Margaret, a simpatia do público. Ela acabou sendo absolvida. Mais que isso, venceu uma etapa da luta: a lei foi alterada de forma que permitisse que os médicos aconselhassem sobre métodos contraceptivos. Estimulada com a vitória, Margaret não descansou. Levou sua campanha durante as duas décadas seguintes, enfrentando a prisão outras vezes. Finalmente, o controle de natalidade passou a ser legalizado em seu país, em 1936. Mesmo assim, Margaret não parou. Organizou uma fundação para financiar as pesquisas de novos métodos anticoncepcionais. Seu pioneirismo levou à invenção da pílula anticoncepcional, disponibilizada ao público a partir da década de 1960.

Striptease

O *striptease* surgiu na década de 1920, com dançarinas vagarosamente tirando quase todas as peças de roupa. Muitas delas incorporaram aos seus números leques, plumas, peles e capas – um verdadeiro vestuário que acabou se tornando parte do imaginário sexual contemporâneo.

Yes, eu tenho bananas

A cantora e dançarina americana Josephine Baker (1906-1975) é uma artista sempre lembrada pela ousadia de seu apelo erótico. Com olhos sorridentes de menina e uma doce expressão infantil brilhando sobre um escultural corpo seminu, La Baker arrebatou os palcos da França, para onde se mudou após ter fracassado nos Estados Unidos, renegada por ser negra. Josephine ficou famosa por personificar a selvagem em sua dança e por se apresentar vestindo unicamente uma saia de bananas que deixava muito do corpo da generosa dançarina à mostra. Josephine não era generosa apenas com seu público. Formou uma família de doze filhos, os quais, com exceção de seu único filho natural, eram todos órfãos adotados, pertencentes a diferentes raças. Josephine se referia à sua família como Tribo Arco-íris.

Incestuosa

Uma das primeiras escritoras a expor a sexualidade feminina, a francesa Anaïs Nin (1903-1977) é considerada por muitos críticos a autora de alguns dos melhores textos da literatura erótica de todos os tempos. Casada com um banqueiro, Nin foi amiga, ou, muitas vezes, amante de escritores proeminentes como Henry Miller, Antonin Artaud, Edmund Wilson, Gore Vidal, James Agee e Lawrence Durrell. Seu tórrido romance com Henry

Miller inclui os boatos de que também a mulher deste, June Miller, não só consentia, como também participava da relação, dividindo Anaïs com o marido. Os diários de Anaïs, porém, não confirmam (nem desmentem) seu caso com June Miller. Seus diários, escritos durante quatro décadas – aliás, sem intenção de serem publicados –, revelam aspectos picantes da vida da escritora, como um suposto relacionamento incestuoso com seu pai, além de descortinar sua bissexualidade e as mais íntimas fantasias.

Duas irmãs – Anaïs Nin (excerto)

Donald tinha saído. Aguardava no banheiro e assistia à cena pelo espelho da porta. Viu Dorothy diante de John, os seios nas mãos. O casaco de peles tinha sido aberto para revelar todo o seu corpo, resplandecente, luxuoso em meio às peles, como um animal adornado com joias. Donald ficou excitado. John não tocou no seu corpo, sugando apenas os seios dela, parando de vez em quando para sentir a maciez da pele do casaco com a boca, como se estivesse beijando um belo animal. O odor do sexo de Dorothy – o acre cheiro do mar e de conchas, como se tivesse saído do mar, tal como Vênus – misturou-se com a pele do casaco, e John começou a sugar com mais violência. Vendo Dorothy através do espelho, os pelos do seu sexo confundidos com a pele do casaco, Donald sentiu que agrediria John se ele a tocasse entre as pernas. Saiu do banheiro, o pênis exposto e ereto, projetado para a frente, e se encaminhou para Dorothy. A cena era tão parecida com a primeira com Robert que ela gemeu de alegria, livrou-se de John e atirou-se sobre Donald, pedindo a ele que a possuísse. Fechando os olhos, imaginou que era Robert quem a esmagava como um tigre, que lhe arrancava o casaco violentamente e a acariciava com muitas mãos, bocas e línguas, tocando-a em todas as suas partes, abrindo-lhe as pernas, beijando-a, mordendo-a, lambendo-a. Ela levou os dois homens a um frenesi. Nada se ouvia senão respirações ofegantes, os pequenos ruídos do amor, o barulho do pênis mergulhando no seu sexo tão molhado.

Deixando ambos tontos, ela se vestiu e saiu tão depressa que eles mal perceberam. Donald praguejou:

– Ela não podia esperar. Tinha que voltar correndo para ele como antigamente. Toda molhada do amor que fez com outros homens.

Era verdade que Dorothy não se lavava. Quando Robert chegou em casa, poucos momentos depois, ela estava cheia de ricos odores, aberta, vibrante ainda. Robert a conhecia muito bem, e sua reação foi rápida. Ficou muito feliz por vê-la como tinha sido muito tempo atrás. Estaria molhada entre as pernas, capaz de corresponder à sua excitação. Penetrou-a.

Robert nunca sabia, exatamente, quando ela estava gozando. O pênis raramente percebe esse espasmo da mulher, essa pequena palpitação. Ele só sente sua própria ejaculação. Desta vez, Robert quis sentir o espasmo em Dorothy, a pequena mas selvagem contração muscular. Conteve seu orgasmo. Ela estava enlouquecida. O momento parecia ter chegado. Ele se esqueceu de observá-la, perdido em sua própria onda de prazer. E Dorothy consumou sua farsa, incapaz de atingir o orgasmo que tivera apenas horas atrás, quando fechara os olhos e imaginara que era Robert quem a estava possuindo.

In: *Pequenos pássaros, histórias eróticas*. Porto Alegre: L&PM, 2005.

O sadomasoquista

Muito se tem especulado sobre a orientação sexual do austríaco Adolf Hitler (1889-1945), sem, porém, nada se provar. Por ter sido responsável pela morte de judeus, poloneses, soviéticos e certas minorias como ciganos e testemunhas de Jeová, muitos analistas afirmam que Hitler era um sádico, isto é, obtinha prazer sexual ao provocar sofrimento nos outros. No relatório "Uma análise psicológica de Adolf Hitler", produzido ainda durante a guerra, em 1943, por um grupo de psicólogos do Escritório de Serviços Estratégicos, os autores afirmam categoricamente que Hitler era sádico. O documento descreve que Hitler sentia prazer ao urinar ou evacuar no rosto de homens ajoelhados diante dele. Outros pesquisadores afirmam que o desejo sexual de Hitler pode ser definido como sadicovoyeurista com relação às mulheres socialmente inferiores e masoquista com as mulheres por quem nutria admiração.

O testemunho da atriz Renate Müller (1906-1937) respalda essa definição. Segundo Renate (que acabou assassinada), uma noite, após jantar com Hitler na Chancelaria, ele começou a descrever em detalhes os métodos de tortura da Gestapo. Em seguida, ambos se despiram, Hitler deitou no chão e implorou que ela o chutasse. Renate recusou, mas o *Führer* continuou pedindo, dizendo que ele era seu escravo e que não merecia estar na mesma sala que ela. Renate não resistiu mais e se pôs a espancá-lo e a chutá-lo, o que teria deixado o chanceler alemão incrivelmente excitado. Quando o jogo acabou, Hitler beijou a mão de Renate, agradeceu-lhe a "agradável noite", soou a campainha e pediu que um criado acompanhasse a atriz até a saída.

A relação que o líder nazista viveu com a filha de sua meia-irmã – sua sobrinha Ângela, ou "Geli", Raubal (1908-1931) –, embora envolta na névoa de um segredo tão bem guardado pelo *Führer*, também comprova as perversões atribuídas a ele. Hitler nunca se sentia à vontade na companhia de mulheres. Geli foi a única exceção em sua vida. Nem mesmo Eva Braun (1912-1945), a amante com quem o líder do Terceiro Reich se casou na véspera do seu suicídio, compartilhou com o amante a intimidade que Geli conquistou do tio. De acordo com especulações, com Geli, o *Führer* satisfazia todos seus desejos. O misógino nazista, para quem as mulheres deveriam ser "como um bichinho de pôr no colo, macias, doces e estúpidas", acabou por transformar Geli num mero objeto de seu prazer.

Hitler convidou-a a vir morar com ele em Munique, onde Geli estudaria medicina. Tão logo a desavisada sobrinha se mudou para o apartamento do tio, ele a escravizou. Ameaçada pelo abandono – o que implicava uma vida de pobreza não só para ela, mas para a mãe e a irmã –, Geli submeteu-se aos mais grotescos gostos sadomasoquistas do tio. Segundo ela contava a um oficial da SA, a ala paramilitar do Partido Nazista, que teria sido seu amante, Hitler se ajoelhava diante dela e, depois de examinar minuciosamente a genitália da sobrinha, a obrigava a urinar em seu rosto.

Em 1931, quando Hitler iniciava seu relacionamento com Eva Braun, Geli foi encontrada morta no apartamento dele, com um tiro da pistola do tio. Ao lado do corpo, uma carta inacabada. Muitos duvidam que tenha sido suicídio. Ciente da sua ascensão política, o líder nazista – que deveria ser um exemplo em termos de comportamento – não podia arriscar um escândalo.

Eva Braun

Depois do aparente suicídio da sobrinha, Hitler começou a se relacionar com Eva Braun, modelo fotográfica de Heinrich Hoffmann, o fotógrafo oficial do Partido Nazista. Eva era 23 anos mais jovem que Hitler. Em seus diários, Eva reclamava da constante desatenção do amante. Frustrada, ela tentou se suicidar duas vezes. Na primeira, em 1932, quando tinha apenas vinte anos, deu um tiro no pescoço. Três anos depois, Eva tentou se matar com uma overdose de pílulas para dormir. Se não conseguiu dar cabo da própria vida, ao menos passou a receber mais atenção do *Führer*. Mesmo assim, isso não veio na forma de calor humano, mas de bens e dinheiro. Hitler deu a ela uma grande casa em Wasserburgerstrasse, um subúrbio de Munique. O dinheiro que recebia do amante garantia a ela luxos como ter uma Mercedes e um motorista a seu dispor. Alguns historiadores especulam que a atenção de Hitler depois da tentativa de suicídio de Eva e das mortes de Geli e de Renate tinha simplesmente o intuito de evitar mais escândalos.

Apesar da aparente proximidade, Eva nunca podia ficar na presença do amante quando outros dignitários do Terceiro Reich estavam com ele. Além de só terem se casado às vésperas do suicídio de ambos, Hitler e Eva nunca apareciam juntos em público. Ao que parece, o *Führer* temia perder popularidade entre as alemãs. Na verdade, o povo alemão só tomou conhecimento do relacionamento dos dois depois da guerra. De acordo com Albert Speer, ministro de armamentos do Reich, Hitler e Eva nunca dormiam no mesmo quarto. "Hitler considerava Eva Braun socialmente aceitável apenas dentro de limites rígidos", escreveu Speer em suas memórias. "Às vezes eu fazia companhia a ela em seu exílio, um quarto ao lado do de Hitler. Ela se sentia tão intimidada por ele que não se atrevia a sair da casa para dar um simples passeio. Por simpatia à sua situação nada invejável, logo comecei a gostar dessa mulher infeliz, a qual era tão ligada a Hitler", confessa Speer.

A revelação de Kinsey

Pesquisa controversa

No fim da década de 1940 e início da de 1950, o zoólogo da Universidade de Indiana, Estados Unidos, Alfred C. Kinsey (1894-1956) surpreendeu o público com a divulgação de seus estudos sobre a sexualidade humana. Os livros de Kinsey, *O comportamento sexual do homem* (1948) e *O comportamento sexual da mulher* (1953), eram controversos, pois, além de desafiar as crenças convencionais sobre a sexualidade humana, discutiam temas tidos como tabus. A maior crítica ao estudo de Kinsey vem do fato de ele ter escolhido apenas pessoas do mundo acadêmico – tanto alunos como professores – que desejavam participar das entrevistas, implicando que os resultados obtidos só representariam esse universo. Seu estudo enfoca, igualmente, a frequência com que certos comportamentos sexuais são praticados. Seja como for, a pesquisa de Kinsey foi revolucionária, e os resultados, reveladores do comportamento sexual de uma classe social, em uma determinada época.

Alguns resultados da pesquisa

A estatística produzida por Kinsey fornece uma boa ideia sobre o comportamento sexual da classe universitária americana, em meados do século XX, que pode, de maneira geral, ser estendida para a sociedade ocidental. Alguns dos principais resultados:

Bissexualidade: de acordo com Kinsey, na época de nossos avós, 46% dos homens afirmaram ter-se relacionado tanto com homens quanto com mulheres ao menos uma vez na vida.

Iniciação sexual:
Homens: a maioria, 21%, teve sua primeira experiência sexual aos dezesseis anos;
Mulheres: a maioria, 11,2%, se iniciou aos dezenove anos; 9% começou a fazer sexo aos dezoito anos e apenas 6% perderam a virgindade aos dezesseis.

Frequência de sexo no casamento:

Mulheres: 2,8 vezes por semana aos vinte anos; 2,2 vezes por semana aos trinta; e uma vez por semana aos cinquenta.

Duração do ato: 75% dos homens entrevistados atingiam o orgasmo em dois minutos depois da penetração. Segundo Kinsey, isso era relatado como frequente causa de conflitos conjugais.

Posições: todas as mulheres que responderam à pesquisa praticavam a posição "papai e mamãe"; 45% também ficavam por cima; 31%, lado a lado; 15% praticavam a penetração por trás (de quatro); 40% dos homens gostavam de fazer sexo num ambiente iluminado, enquanto esse número para as mulheres era de 19%.

Sexo extraconjugal: Kinsey descobriu que 50% dos homens casados tinham tido alguma experiência extraconjugal ao longo do seu casamento; para as mulheres, o número era de 26%.

Fantasias: nossas avós fantasiavam: 69% das mulheres entrevistadas admitiram ter fantasias eróticas; 64% delas afirmaram estimular suas fantasias durante a masturbação; 2% eram capazes de atingir o orgasmo apenas pensando na fantasia.

Estímulos: sobre os estímulos anteriores ao ato sexual entre casados, Kinsey lista em ordem decrescente:
Beijo de lábios: 99,4%.
Estímulo manual dos seios da mulher: 98%.
Estímulo manual da genitália feminina: 95%.
Estímulo oral do seio da mulher: 93%.
Estímulo manual da genitália masculina: 91%.
Beijo profundo (de língua): 87%.
Estímulo oral da genitália feminina: 54%.
Estímulo oral da genitália masculina: 49%.

Sexo anal: 11% dos homens entrevistados afirmaram ter praticado, ao menos uma vez durante o casamento, sexo anal com a esposa; 30% das mulheres participantes da pesquisa afirmaram já ter feito sexo anal.

Homossexualismo: Kinsey afirma que é impossível dizer se um indivíduo é hétero ou homossexual, mas apenas determinar esse comportamento num dado momento de sua vida. Sua pesquisa revela que 37% dos homens atingiram o orgasmo numa experiência com pessoas do mesmo sexo; entre as mulheres esse número é de 13%; apenas uma pequena proporção, de 6 a 14%, das mulheres entre 20 e 35 anos entrevistadas por Kinsey relatou ser exclusivamente homossexual.

Masturbação: Kinsey descobriu que, em meados do século XX, entre a população acadêmica, 92% dos homens e 62% das mulheres se masturbavam – 84% por meio de manipulação labial ou do clitóris, enquanto 20% usavam inserção vaginal para se masturbar; 68% dos homens e 40% das mulheres atingiram o orgasmo pela primeira vez pela masturbação.

Orgasmo feminino: 10% das mulheres entrevistadas por Kinsey e sua equipe nunca tinham atingido o orgasmo, mesmo casadas; cerca de 43% atingiam quase toda vez que tinham sexo; 50% das mulheres tiveram seu primeiro orgasmo com aproximadamente vinte anos; 14% delas afirmaram ter orgasmos múltiplos.

Sexo antes do casamento: 83% dos homens e 50% das mulheres tiveram sexo antes do casamento.

Outros pioneiros

Numa época em que o campo dos estudos sobre o sexo era muito pouco explorado, por causa das convenções sociais de então, William Masters (1915-2001) e Virginia Johnson (1925-) foram pioneiros nas pesquisas sobre a psicologia, fisiologia e estrutura do comportamento sexual. Começando em 1957, Masters e Johnson estenderam seus estudos até a década de 1990. Ao longo do trabalho, eles acabaram se casando (e se divorciando) e fundaram o Masters and Johnson Institute, em Saint Louis, Estados Unidos. Eles foram os primeiros a registrar os dados obtidos sobre a anatomia e fisiologia da resposta sexual humana. Para tanto, observaram 382 mulheres e 312 homens passarem por "dez mil ciclos completos de resposta sexual", mensurando masturbação e coito em laboratório e analisando a fisiologia dos órgãos sexuais durante o ato.

No "ciclo de resposta sexual", considerado uma das mais importantes contribuições dos pesquisadores, Masters e Johnson identificaram quatro fases distintas: "fase de excitação", aquela dos carinhos preliminares, seguida do pico da excitação que antecede o orgasmo, que eles chamaram de "fase platô", o orgasmo propriamente dito e, finalmente, a "fase de resolução", após o orgasmo.

Os pesquisadores publicaram suas descobertas em dois livros: *Human Sexual Response* [A resposta sexual humana], de 1966, e *Human Sexual Inadequacy* [A inadequação sexual humana], de 1970. Neles, Masters e Johnson descrevem a excitação da mulher, o mecanismo da lubrificação vaginal e o orgasmo feminino, desmistificando muitos conceitos equivocados. Foram eles os primeiros a afirmar que as mulheres podem ter orgasmos múltiplos. Além disso, forneceram diagnósticos realistas – leia-se "despidos de tabu" – e novos tratamentos para diversas disfunções sexuais. Masters e Johnson sustentaram que o sexo é uma atividade saudável e natural, fonte de prazer e promotora de intimidade.

Eles também foram pioneiros no estudo da resposta sexual em idosos, afirmando que, havendo boa saúde e disponibilidade de parceiro/as interessantes, a atividade sexual – com todas as suas delícias – nunca é interrompida.

Prelúdio

Com o fim da Segunda Guerra Mundial, a volta dos soldados para casa aumentou sobremaneira a atividade sexual, como comprova o grande número de crianças nascidas entre 1946 e 1964. Esse período ficou conhecido como *baby boom*, isto é "explosão de bebês" nascidos no período. Por conta disso, a década de 1950 assistiu a um relaxamento dos costumes e a um questionamento de valores que pavimentou o caminho para a revolução sexual da década seguinte.

Ménage à trois assassina

A tórrida Marilyn Monroe (1926-1962), deusa dos altares de Holywood, eterno símbolo sexual de meados do século XX, achava que podia brincar com fogo, mas foi queimada – literalmente.

Bela, rica e famosa, a jovem de origem humilde tinha, de repente, o mundo a seus pés. E acabou se envolvendo com duas das maiores figuras políticas dos Estados Unidos de então, os irmãos John (1917-1963) e Robert (1925-1968) Kennedy. John era ninguém menos que o presidente do país e Robert, procurador-geral da União.

A partir do início de 1962, a loira beldade manteve casos simultâneos com Robert e John, mas parece ter realmente se apaixonado por John. No mínimo nutria interesse especial pelo presidente. A celebração do aniversário de John na qual ela canta aos sussurros *"happy birthday, Mr. President"* tornou-se um ícone de época. Durante a apresentação, no Madison Square Garden, em Nova York, Marilyn transbordava sensualidade. Na ocasião, deixou claro seu desejo por John. Apesar de o grande público ignorar o *ménage à trois* entre Marilyn e os irmãos Kennedy, em Holywood, só se falava nisso.

Com o aumento dos rumores, temendo um escândalo, John e Robert se afastaram de Marilyn.

Subitamente, em agosto de 1962, a atriz morreu de overdose de calmantes, em sua casa. Os problemas de Marilyn com álcool e pílulas e suas frequentes crises de depressão eram conhecidos. Sua morte foi tida como suicídio, mas talvez essa não seja a verdadeira história. Há indícios de que Marilyn foi, de fato, assassinada.

O FBI, austero vigilante dos interesses da nação norte-americana, julgou que a brincadeira poderia colocar o presidente numa situação inconveniente. Temendo um escândalo que pudesse prejudicar John Kennedy, o bureau de investigações entendeu que a bela podia estar envolvida com a máfia que – claro – tinha interesse em se aproximar de John. Sem saber ou perceber, Marilyn se envolveu num jogo sem escrúpulos. E, para o bem da pátria, acabou "suicidada" com calmantes. No ano seguinte, John foi morto com um tiro na cabeça. Em 1968, Robert também acabou assassinado.

Catequizador

As histórias em quadrinhos eróticas, conhecidas como "catecismos", tornaram-se um ícone da cultura pop brasileira do início da segunda metade do século XX. Publicadas e distribuídas clandestinamente por um certo Carlos Zéfiro nas décadas de 1950 a 1970, as picantes tramas generosamente ilustradas ajudaram a construir o imaginário sexual de uma geração. Apesar do sucesso, ninguém sabia de fato quem era Carlos Zéfiro, o pseudônimo do misterioso autor dos catecismos. Foi só em 1991 que o funcionário público Alcides Aguiar Caminha (1921-1992) revelou ser o criador das revistas. Em uma entrevista, Caminha afirmou que manteve sua identidade oculta porque temia perder o emprego. Afinal, os funcionários públicos estão submetidos a uma lei que justifica a demissão por "incontinência pública escandalosa". Nem mesmo sua família sabia que Caminha era Zéfiro.

A revolução sexual

Meio virgens

Apesar da crescente liberação sexual da mulher ao longo do século XX, o tabu da virgindade foi um dos últimos bastiões a cair. Para controlar a pressão dos seus cada vez mais exigentes namorados e de certa forma se manterem fiéis aos princípios tradicionais, as moças, principalmente as das décadas de 1940 e 1950, acabavam apelando para o sexo anal como meio de preservar a virgindade. Uma atriz brasileira que cresceu nessa época descreveu-se como pertencendo à "geração das meio virgens".

Revolução

Uma das mudanças de comportamento mais importantes ocorrida durante o século XX foi a chamada revolução sexual. Foi uma guinada substancial em termos de comportamento moral e sexual que aconteceu no Ocidente durante o fim da década de 1960 e início dos anos 1970. Curiosamente, um fator-chave nessa mudança de valores sexuais foi a melhoria das tecnologias de controle de fertilidade, especialmente, na época, a pílula anticoncepcional.

Liberdade, ainda que tardia

A pílula anticoncepcional separou definitivamente sexo de gravidez. A nova droga foi um marco histórico para a humanidade. As mulheres, que até então se haviam resguardado do sexo, pois a carga dos filhos indesejados recai sobre a mãe, podiam agora se entregar aos prazeres da cama sem esse efeito colateral que garante a sobrevivência da nossa espécie. A partir daí, a sexualidade da mulher não estava mais confinada à proteção do casamento e à submissão do marido. Dos anos 1970 em diante, o sexo pré-nupcial foi se tornando cada vez mais aceito como norma social. Da mesma forma, a sexualidade feminina começou a se tornar parte dos compromissos políticos de então. A consequência direta foi que os relacionamentos entre os gêneros humanos mudaram consideravelmente. Finalmente a liberdade sexual da mulher havia chegado.

Uma nova visão

A atitude sexual forjada pelo uso da pílula anticoncepcional e pela conotação política levou as autoridades a reformar as regulamentações legais e médicas da sexualidade humana. A crescente comercialização da sexualidade por meio da pornografia e da mídia levou, por exemplo, ao relaxamento das leis de censura. Outra conquista foram as leis de defesa à mulher. No Brasil, surgem, na década de 1980, as primeiras Delegacias da Mulher; nos Estados Unidos, em 1979, foi aprovada a primeira lei contra o estupro conjugal – uma herança do período vitoriano, cuja incidência não é rara até hoje.

Atitude política

Durante os movimentos de contracultura, entre 1967 e 1972, o sexo se tornou bandeira política. Se a burguesia havia estabelecido, um século antes, uma identidade sexual que girava em torno do confinamento da família heterossexual, os movimentos revolucionários e antiautoritários viam esses valores como expressões da classe dominante. Dessa forma, a liberdade sexual se tornou inerente à atitude revolucionária. Um reflexo dessa nova atitude foi a mobilização dos movimentos gays masculinos e femininos.

Direitos iguais

Durante a revolução social dos anos 1960 e 1970, ao mesmo tempo que as mulheres conquistavam direitos iguais e o racismo institucional chegava ao fim nos Estados Unidos, ativistas gays se organizavam em protestos contra a perseguição continuada da qual ainda eram vítimas. Em muitas dessas paradas, os ativistas gays eram brutalmente espancados pela polícia – alguns mártires do movimento encontraram a morte dessa forma.

Contudo, a TV teve papel fundamental. As imagens da brutalidade contra os ativistas chocaram a opinião pública, e, pouco a pouco, os gays ganharam a simpatia da população. Como reflexo, o homossexualismo deixou de ser ilegal em diversos países ocidentais, como a Inglaterra, que encarcerava a população gay. Da mesma forma, o homossexualismo deixou de ser tido como doença, como era visto até então.

Foco no clitóris

Até então "misteriosa", a sexualidade feminina foi desvelada um pouco mais com a publicação, em 1976, de uma das mais polêmicas obras sobre sexo e mulher jamais escritas, *O relatório Hite sobre sexualidade feminina*. Era a primeira pesquisa sobre as mulheres feita por uma mulher. Suas conclusões foram marcantes. A autora, a sexóloga e feminista americana naturalizada alemã Shere Hite (1942-), causou perplexidade, segundo ela mesma, ao "demonstrar que a maioria das mulheres precisa de estímulo no clitóris ou exterior para atingir o orgasmo". Hite afirmou ainda que o "orgasmo" feminino "é fácil e intenso, se for dado o estímulo correto, pois a maior parte das mulheres atinge o orgasmo mais facilmente pela masturbação". Hite também apontou o viés social do sexo, que, para ela, "conforme o entendemos, é uma instituição cultural e não [uma circunstância] biológica". Mais ainda, ela propôs que essa instituição cultural que chamamos sexo deveria mudar e incluir o estímulo do desejo da mulher.

O puritanismo americano, porém, não digeriu muito bem as afirmações de Hite. Vilipendiada e hostilizada pela mídia, a sexóloga chegou a sofrer ameaças de morte. Frustrada, Hite deixou os Estados Unidos e, a partir de 1989, passou a viver na Alemanha. Em 1995, ela adotou a nacionalidade deste país.

Sexo e poder

Em sua grande obra *História da sexualidade*, o filósofo Michel Foucault (1926-1984) observa que, enquanto as culturas orientais, como a indiana, a japonesa e a chinesa, desenvolveram uma arte erótica, a civilização ocidental fez do corpo um objeto do poder do Estado. Para Foucault, na sociedade contemporânea, o sexo não é só uma prática que leva ao prazer, mas também o núcleo em que se aloja a vontade profunda do sujeito, o vir a ser de nossa espécie, a sede da nossa "verdade profunda". Foucault argumenta que, a partir do século XVIII, houve uma proliferação de discursos sobre sexo. Diz ele que foi o próprio poder que incitou essa proliferação de discursos, por meio de instituições como a Igreja, a escola, a família, a medicina. De acordo com o filósofo, essas instituições não visavam a proibir ou reduzir a prática sexual. Visavam, sim, ao controle do indivíduo e da população. Foucault chamou esse tipo de controle de *biopoder*. No Ocidente, "cumpre falar do sexo como uma coisa que não se deve simplesmente condenar ou tolerar, mas gerir, inserir em sistemas de utilidade, regular para o bem de todos, fazer funcionar segundo um padrão ótimo. O sexo não se julga apenas, administra-se", escreveu o pensador no primeiro volume de sua obra. O filósofo propõe assim uma nova hipótese sobre a sexualidade humana, segundo a qual esta não deve ser concebida como um dado da natureza que o poder tenta reprimir. A sexualidade humana deve ser encarada como produto do encadeamento da estimulação dos corpos, da intensificação dos prazeres, da incitação ao discurso, da formação dos conhecimentos, do reforço dos controles e das resistências. Dessa forma, as diversas sexualidades são socialmente construídas.

Sexo moderno

Com a revolução sexual, houve uma alteração radical no papel masculino. Agora, as mulheres, tanto quanto os homens, passaram a explorar melhor sua sexualidade. Isso significa que falar sobre sexo deixou de ser tabu. Mitos e preconceitos foram derrubados, na tentativa de compreender e exercer melhor a sexualidade. O comportamento sexual mudou de conservador para liberal. Os homens começaram a se preocupar com o prazer das mulheres, e o orgasmo feminino passou a ser buscado como nunca fora antes.

Orgasmo garantido

No Ocidente, a masturbação deixou de ser vista como doença social e se tornou aceita. Um estudo da década de 1990 revelou que 90% dos homens e 40% das mulheres admitiam ter-se masturbado durante pelo menos um período de suas vidas. Hoje, a masturbação é fomentada como forma de obter prazer sexual sem ajuda de um parceiro. No caso das mulheres é especialmente importante, pois quase sempre o primeiro orgasmo de uma mulher é alcançado pela masturbação. Ao ficarem mais familiarizadas com o próprio corpo, as mulheres obtêm mais do ato sexual. Muitas se masturbam simultaneamente ao coito, o que garante o clímax.

Tendência

A nova moral sexual também está alterando as configurações familiares tradicionais, o que leva muitos a declarar a falência da família tradicional. Segundo estudiosos, o que acontece, de fato, é que a família está mais democrática. As pessoas podem fazer escolhas mais livres sobre com quem querem viver e a forma como querem viver. As mulheres – ao menos em parte do mundo ocidental – conquistaram uma posição de igualdade ao homem no casamento. Cada vez mais há famílias de mães solteiras, chefiadas por mulheres corajosas que encararam a "produção independente". Outra constatação é o decréscimo no número de casamentos. Como não é mais preciso casar para ter sexo, as pessoas que conseguem atrair parceiros desejáveis tendem – principalmente entre os homens – a ter relacionamentos apenas de curto prazo.

Unidos para sempre

Uma das novas configurações familiares contemporâneas é o casamento gay. Embora seja combatido pelas instituições mais tradicionais, em especial pela Igreja católica, Dinamarca, Bélgica, Holanda, Espanha, Canadá, África do Sul e o estado americano de Massachusetts legalizaram essa forma de união. No Brasil, o casamento entre pessoas do mesmo sexo já é reconhecido no Rio Grande do Sul. Ainda no Brasil, a Igreja da Comunidade Metropolitana, uma congregação cristã fundada em 1968 pelo reverendo Troy Perry e que afirma ser uma "Igreja com um ministério especial para as minorias sexuais e todos os excluídos/as", abençoa esse tipo de união.

Reflexo populacional

A atitude sexual desenvolvida a partir da invenção da pílula anticoncepcional e da revolução sexual dos anos 1960-1970 acabou tendo um impacto sobre o crescimento demográfico de alguns países. A rejeição da moral religiosa, que determinava o sexo apenas para fins reprodutivos, fez que muitos casais não se vejam na obrigação de ter filhos. Isso resultou num declínio da população de alguns países desenvolvidos. É apenas por causa da imigração que a população de algumas nações industrializadas continua a crescer.

Católicos liberais

De acordo com uma pesquisa realizada em maio de 2007 pelo Instituto Brasileiro de Opinião Pública e Estatística (Ibope) com 1.989 homens e mulheres de dezoito a 29 anos de todo o Brasil, a maioria dos jovens católicos concorda com o uso da camisinha e discorda da proibição de ter relações sexuais antes do casamento, contrariando as recomendações da Igreja. Porcentualmente, eles se posicionam quase da mesma maneira que os jovens que se declaram ateus ou agnósticos, isto é, 96% dos que se declaram católicos contra 97% dos ateus. Entre os evangélicos, esse número é bem menor: apenas 81% concordam com o uso da camisinha e do sexo antes do casamento. Confrontada com a informação, a Conferência Nacional dos Bispos do Brasil (CNBB) declarou que "esse comportamento reflete que há muitos jovens que se dizem católicos, mas de verdade não o são".

Variação

A prática de sexo anal entre casais heterossexuais é maior do que se pode imaginar. Uma pesquisa da Universidade da Colúmbia Britânica, de Vancouver, Canadá, divulgada em maio de 2005, demonstra que entre 30 e 50% de heterossexuais praticam regularmente sexo anal. Já um estudo realizado na França revelou que 29% das mulheres entrevistadas já praticaram sexo anal, embora apenas um terço tenha declarado ter gostado da experiência. Outra pesquisa, realizada em 2006 pelo Center for Disease Control [Centro de Controle de Doenças], a agência governamental norte-americana encarregada da prevenção de doenças e promoção da saúde pública, apurou que a incidência de relações anais entre a população heterossexual está aumentando. De acordo com as informações obtidas, 38,2% dos homens entre vinte e 39 anos e 32,6% das mulheres entre dezoito e 44 anos praticam sexo anal regularmente. Os dados para 1992 mostravam que apenas 25,6% dos homens entre dezoito e 59 anos e 20,4% das mulheres adotavam essa modalidade sexual.

Perversões de roupa nova

Com a ética sexual vigente atualmente, os comportamentos que antes eram considerados perversões passaram a ser vistos de maneira diferente. Hoje, as atitudes sexualmente bizarras recebem o nome de parafilias. Elas afetam apenas uma pequena parcela da população e, em geral, as parafilias são mais comumente observadas nos homens. Se essa for a única forma pela qual a pessoa obtém prazer sexual, então ela pode ser considerada uma doença. Segundo os sexólogos, as parafilias decorrem de alterações psicológicas durante as fases iniciais do crescimento e desenvolvimento da pessoa. A parafilia mais comum é a pedofilia. O voyeurismo, o exibicionismo, *cuckolding* (o prazer advindo do ciúme de ver a esposa tendo sexo com outro homem ou vice-versa), sadismo, masoquismo e fetichismo são parafilias bastante conhecidas.

Troca de casais

Com a revolução sexual, novas modalidades de sexo, antes restritas à escuridão das alcovas, emergem para a luz do dia. Uma prática que se torna cada vez mais comum é a troca de casais, ou *swing*. O sexo entre os diferentes parceiros estáveis é feito em clubes especializados ou em pequenas reuniões de amigos. Há, basicamente, duas formas de *swing*. No *soft swing*, a troca pressupõe apenas carinhos, sem penetração. Já no *hard swing*, a troca de parceiro permite a penetração. De acordo com os praticantes, o *swing* é uma forma excitante de chacoalhar a monogamia e acabar com a monotonia do casal. Muitos também afirmam que o relacionamento se fortalece, já que a confiança e a cumplicidade do casal têm de ser bem sólida.

Só para iniciados

Com o aumento do número de casais praticantes de *swing*, acabou surgindo um espaço exclusivo para atender os adeptos – o clube de *swing*.

A maioria desses clubes é dividida em dois espaços: uma boate e um "espaço íntimo". A boate pouco difere das convencionais, a não ser pelos *stripteases* feitos por homens, mulheres ou casais. Os *strippers* costumam interagir com a plateia, abordando casais ou pessoas da audiência, convidando-as a participar da performance. Alguns clubes de *swing* contam até mesmo com sex shop. Mas é no "espaço íntimo" que os *swingers* fazem a sua festa. Embora essa área mude de clube para clube, o *camão* e o *darkroom* são ambientes imprescindíveis. O camão, como o nome sugere, é uma cama enorme na qual vários casais praticam sexo simultaneamente. Ao seu redor, pessoas assistem e estimulam os demais participantes. Já o *darkroom* é um local completamente escuro, com poltronas ou sofás nos quais os casais trocam carícias ou fazem sexo. Além desses, alguns clubes incluem outros ambientes no espaço íntimo: os "aquários" são quartos com paredes de vidro nos quais os casais transam a portas fechadas enquanto do lado de fora outros assistem; os "confessionários" são salas com camas ou poltronas individuais, separadas do ambiente externo por treliça, que permitem, como o "aquário", a quem está de fora assistir à relação sexual; pode haver ainda o "labirinto", isto é, uma sala com pouca iluminação, estruturada na forma de labirinto, onde, em busca da saída, os casais se encontram por acaso, trocam carícias, ou assistem à intimidade de outros casais nos "confessionários" espalhados pelo ambiente.

Motivos para o sexo

Historicamente, assume-se que as razões pelas quais as pessoas fazem sexo são poucas e de natureza simples – para reproduzir, ter prazer, ou aliviar a tensão sexual. Na verdade, há bem mais motivos que levam ao sexo do que sonha nossa vã filosofia. Uma pesquisa feita nos Estados Unidos em 2007 identificou e analisou 237 razões pelas quais as pessoas fazem sexo. Das razões mundanas ("Queria uma experiência física prazerosa") às espirituais ("Queria estar mais perto de Deus"), a pesquisa concluiu que os motivos de cada um para buscar o ato sexual – ou consentir com ele – são "numerosos e complexos". Para melhor analisar os 237 motivos relacionados no estudo, os pesquisadores os separaram em subgrupos. A primeira dessas categorias se refere às razões físicas – redução de estresse, busca de prazer, desejo físico e busca de experiências. Outra categoria identificada foi a do sexo utilitário, isto é, sexo praticado para atingir determinado objetivo, como obter recursos materiais ou financeiros, alcançar *status* social, ou até mesmo para se vingar do parceiro. Há ainda aqueles motivos batizados pelos pesquisadores de "fatores de segurança", os quais incluem melhora na autoestima, cobrança ou pressão para manter uma vida sexual e necessidade de "segurar" o parceiro. Finalmente, descobriu-se que a humanidade também faz sexo por razões emocionais: por amor e compromisso, ou para expressar desejos.

Precoces

Outro estudo realizado em 2007 revela que os brasileiros estão entre os que perdem a virgindade mais cedo. Segundo a pesquisa *The face of global sex 2007 – First sex: an opportunity of a lifetime* [A face do sexo global 2007 – Primeira relação sexual: uma oportunidade para toda a vida], feita em 26 países com 26 mil entrevistados, o Brasil ocupa a segunda posição no *ranking* mundial, atrás apenas da Áustria. Os brasileiros perdem a virgindade com idade média de 17,4 anos, ao passo que entre os austríacos, a média é de 17,3 anos. O estudo revelou ainda que 58,4% das brasileiras perderam a virgindade com um parceiro estável. Entre os homens, esse percentual foi de apenas 18,9%.

Acima da média

Os brasileiros também estão em segundo lugar no *ranking* dos povos que fazem sexo com mais frequência, com uma média de 145 relações sexuais por ano, bem acima da média global, de 103 vezes por ano. Por aqui, 82% das pessoas afirmam fazer sexo pelo menos uma vez por semana. Os campeões de quantidade são os gregos (164 vezes). Empatados em terceiro lugar vêm os poloneses e os russos (143 vezes por ano). Em último lugar está o Japão, onde apenas 34% dizem fazer sexo pelo menos uma vez por semana. Em termos de qualidade, os nigerianos lideram, com 67% dos entrevistados dizendo que estão satisfeitos com sua vida sexual. Os mexicanos vêm em seguida e os indianos em terceiro lugar. Mais uma vez os japoneses estão no fim da lista, com apenas 15% dizendo estar satisfeitos na cama. A média global de pessoas satisfeitas com sua vida sexual é de 44%.

Sexo virtual

Como todas as novas tecnologias de comunicação que surgem ao longo da História, a internet levou o relacionamento sexual humano a outro patamar. Novas possibilidades foram abertas e avidamente exploradas. A proteção do anonimato escancara a espontaneidade nos fóruns e salas de bate-papo de sexo. Exibicionistas de ambos os sexos divulgam imagens de seus corpos e fazem *upload* de filmes em que aparecem em pleno ato sexual. Maridos e namorados revelam a mais recôndita intimidade das suas esposas e namoradas. Desconhecidos relacionam-se e masturbam-se por meio de imagens transmitidas e recebidas ao vivo a partir de seus computadores. As possibilidades são muitas.

Novo serviço

A internet também possibilitou a criação de um novo serviço sexual. Homens, mulheres e casais, héteros ou não, mantêm sites em que exibem para assinantes imagens suas fazendo sexo. Além das galerias de fotos e vídeos que os pagantes podem acessar, há também transmissão de sexo ao vivo, em que os espectadores podem participar, enviando mensagens pedindo esta ou aquela variação, este ou aquele ângulo. É uma forma de manipulação ou participação que atrai muita gente.

Conservadorismo de novo

Depois da revolução sexual dos anos 1960, o mundo tem experimentado uma sexualização exagerada em diversas áreas da vida moderna. A moderna cultura televisiva, por exemplo, tende a encobrir quase tudo numa aura de pornografia *soft* – aquela que não é explícita, mas que nem por isso deixa de estimular os espectadores –, quase sempre deixando de lado o aspecto amoroso que permeia o sexo. Por conta disso, as crianças têm sido encorajadas a se tornarem sexualmente ativas com cada vez menos idade. O resultado é que pais e responsáveis estão reagindo, adotando posicionamentos conservadores como resposta. Os excessos da revolução acabam levando ao retrocesso.

Sexo e retrocesso

Velha realidade

No começo de século XXI, uma era tão avançada e supostamente esclarecida, a violência sexual continua a ser um cancro no seio da humanidade. Estupro, pedofilia, violência homofóbica, preconceito e ignorância continuam a ser graves ameaças à liberdade individual.

Prostituição familiar

Mesmo com tantos avanços sociais, científicos e técnicos, certos grupos continuam lançando mão de práticas extremamente retrógradas para sobreviver, como a prostituição familiar. Trata-se de uma tradição restrita a alguns grupos étnicos dominados por homens, comum no centro e no sul da Índia. Em alguns vilarejos indianos, a própria família aluga suas filhas para o sustento doméstico. Irmãos de adolescentes levam clientes, e os pais negociam preços. Como se isso não bastasse, as famílias torturam meninas que não são atraentes, pois elas não conseguem atrair interessados e fechar bons negócios. Segundo dados divulgados pelo Fundo das Nações Unidas para a Infância (Unicef), a prostituição familiar é desenfreada em 376 distritos na Índia.

Escravas sexuais

Um negócio extremamente lucrativo que desponta no começo do século XXI é o tráfico de mulheres para servirem de escravas sexuais. Quadrilhas internacionais têm-se especializado no sequestro de mulheres e crianças para vendê-las a bordéis e até mesmo a particulares, principalmente no Islã. No Brasil, há diversas denúncias da existência de mulheres mantidas como escravas sexuais, especialmente nas regiões Norte e Nordeste do país. De acordo com o testemunho de uma dessas mulheres, uma índia *piripkua* sequestrada após sua tribo ter sido dizimada por madeireiros e mantida em cativeiro numa fazenda do Pará, não é incomum que as escravas sejam assassinadas. Prevê-se que num futuro próximo, o tráfico humano seja o negócio mais rentável e explorado pelo crime organizado, superando inclusive o comércio ilegal de entorpecente.

Centro de prostituição

A Tailândia tornou-se, depois da Guerra do Vietnã (1965-1975), o maior centro mundial de prostituição. Durante o conflito, soldados americanos procuravam as prostitutas tailandesas em busca de diversão. Contudo, o lucrativo negócio não acabou com a retirada das tropas dos Estados Unidos. Por causa da extrema pobreza da população e das autoridades que fazem vista grossa ao problema, cerca de 2,1 milhões de mulheres e crianças, de uma população de 62,8 milhões, vendem seus corpos, ou são obrigadas a se vender, diariamente nas cidades do país. Entre elas, quase 1 milhão são crianças de menos de quinze anos.

De acordo com a Organização Internacional do Trabalho (OIT), anualmente, perto de 12 mil crianças são traficadas para o sudoeste asiático, principalmente para a Tailândia, para trabalhar na indústria do sexo. Muitas vezes, são os próprios pais que mandam os filhos. Vendo-se diante da miséria, alguns agricultores vendem os filhos por menos de 500 dólares, ou simplesmente os trocam por álcool. Na maioria das vezes, eles ignoram que suas crianças acabarão em bordéis. Em 1994, após um incêndio em um desses bordéis, foram encontrados os corpos carbonizados de cinco meninas entre nove e doze anos. Elas tinham sido amarradas a cadeiras no porão do pardieiro para não fugirem. Aproximadamente 75% dos homens tailandeses frequentam bordéis, e o turismo sexual se tornou um dos maiores geradores de divisas da Tailândia, movimentando cerca de 4,3 bilhões de dólares por ano, ou 3% do PIB do país. Na Tailândia, a prostituição está totalmente fora de controle.

Clitordectomia hoje

Por incrível que pareça, hoje, em diversas partes da África e no Oriente Médio, a clitordectomia, isto é, a extirpação total ou parcial do clitóris, é uma prática rotineira. Faz parte de uma tradição cultural, realizada por motivos ritualísticos. Nessas culturas, a mulher só pode se casar se tiver seus genitais mutilados. Os povos que a realizam são em menor número do que os que praticam alguma forma de circuncisão nos meninos, mas a clitordectomia costuma ser bem mais traumática.

A clitordectomia assume diferentes formas, conforme a cultura que a pratica. Da remoção de uma pequena parte do clitóris à sua total extirpação, podendo ser complementada com infibulação e costura dos lábios. O efeito dessa operação na subsequente vida sexual das mulheres que a ela são submetidas é impensável. O trauma da clitordectomia, realizada, normalmente, sem anestesia em meninas por volta dos oito anos, é considerável. As infecções resultantes levam, não raras vezes, à infertilidade.

Dos 54 países africanos, trinta têm comunidades que praticam esse ritual. De acordo com a Organização Mundial da Saúde (OMS), no mundo todo, entre 100 e 140 milhões de mulheres foram submetidas a algum tipo de mutilação genital. Só em Guiné-Bissau, segundo o Unicef, cerca de 2 mil meninas sofrem clitordectomia todos os anos. Os pais costumam enviar suas filhas às "fanatecas", como são chamadas as mulheres que realizam a operação, durante as férias escolares, entre julho e setembro. Apesar dos esforços da Organização das Nações Unidas (ONU) para desencorajar a mutilação genital das mulheres, a tradição tem falado mais alto.

Leis incríveis

Em 2007, a emissora britânica UKTV Gold pesquisou as leis mais absurdas vigentes em todo o mundo. Entre aquelas que regulamentam o sexo, a lista divulgada pela emissora informa que, na Carolina do Norte, Estados Unidos, a única posição permitida é o "papai e mamãe" e com as cortinas fechadas. Segundo as leis do mesmo estado, se um homem e uma mulher que não são casados se registram num hotel como casal, passam oficialmente a estarem casados a partir desse momento. Também é ilegal praticar sexo no pátio da igreja e o sexo oral é considerado um crime contra a natureza.

Já na cidade de Tulsa, Oklahoma, Estados Unidos, é contra a lei o dono de um bar permitir que alguém finja ter sexo com um búfalo. No Oregon, também nos Estados Unidos, é ilegal sussurrar besteiras ao amante durante o ato.

No Líbano, os homens podem legalmente ter relações sexuais com animais, desde que sejam fêmeas. Relações sexuais com machos podem ser punidas com a morte.

Na rigorosa Indonésia, a pena para a masturbação é a decapitação e em Hong Kong, China, uma mulher enganada tem permissão legal para matar o marido adúltero, mas deve fazê-lo só com suas mãos. Em contrapartida, a mulher adúltera pode ser morta de qualquer maneira por seu marido.

No Reino de Bahrein, uma pequena ilha no Golfo Pérsico, os médicos têm permissão legal para examinar os genitais de suas pacientes, mas é proibido olhá-los diretamente durante o exame. Os médicos têm de fazê-lo mediante o uso de um espelho.

Em Guam, uma colônia americana na Micronésia, localizada na parte sul das ilhas Marianas, há homens cujo bem pago emprego é correr o território para deflorar virgens. Isso porque as leis de Guam rezam que as mulheres são proibidas de se casar virgens.

A pornografia na História

Sexo intermediado

*P*ornografia e arte erótica são meios criados e, em geral, usados para se ter o que é chamado "sexo intermediado", isto é, obter satisfação por meio de imagens de outras pessoas fazendo sexo. A história da pornografia é tão antiga quanto a história da mídia.

Arte erótica ou pornografia?

A diferença entre arte erótica e pornografia é – além do mérito artístico – a intenção do autor. Na pornografia, busca-se sempre despertar e estimular o desejo sexual – muitas vezes sem nenhuma preocupação estética –, enquanto a arte erótica não é obscena e valoriza a beleza sensual em lugar do estímulo sexual.

Terminologia

O termo "pornografia" – do grego *porni* (prostituta) e *graphia* (escrever) – surgiu pela primeira vez em 1857, num dicionário médico inglês, significando "uma descrição das prostitutas ou da prostituição, como problema de saúde pública". Em 1862, porém, a palavra tomou seu atual sentido obsceno, aparecendo no prestigioso dicionário Webster como "pintura ou literatura devassa; especialmente, pinturas usadas na Antiguidade para decorar as paredes dos quartos usados nas bacanais".

Primeva

A *I Modi* – uma coleção de dezesseis poses que ilustrava um livro erótico criado em 1524 pelo mais conhecido discípulo de Rafael, o arquiteto e pintor maneirista Giulio Romano (1491-1546), gravada por Marcantonio Raimondi (c. 1480-1534) e com texto de Pietro Aretino – é tida como a primeira publicação do gênero pornográfico. A maioria dos livros foi apreendida pelas autoridades e queimada. Hoje, resta apenas uma imagem da coleção.

I Modi – Pietro Arentino (excerto)

Um caralho papal, Faustina, é este.
Pois diz-me onde melhor se te afigura
– em cona ou cu, que rara é a ventura.
Na cona te porei, se a elegeste.

Mas se no cu o queres, então neste
Há de entrar. Mexe agora com brandura.
Uma bela mulher nunca se apura
Se recebê-lo como o recebeste.

Aperta-o, meu bem, faz da seringa
Do meu belo caralho igual poema.
Aperta, coração, de novo aperta.

Uma das mãos põe-me no cu, oferta-
-Me tua língua, abraça-me, vai, ginga,
Mexe, meu bem, oh! que doçura extrema!

Meu Deus, tanto se extrema
O prazer que um prodígio se ambiciona:
O pau fodendo junto cu e cona.

In: *Sonetos luxuriosos.* Trad. José Paulo Paes. São Paulo: Companhia das Letras, 2000.

Descrição

Apesar de as pranchas da coleção *I Modi* terem desaparecido, hoje se conhecem algumas das dezesseis posições por reproduções e descrições dos originais. Giacomo Casanova (1725-1798), por exemplo, deixou registrado em suas memórias que passou a véspera do Ano Novo de 1753 fazendo a posição "árvore ereta" de Aretino, na qual o homem fica de pé e segura a mulher de ponta-cabeça, enquanto ambos praticam sexo oral um no outro.

Na esteira

Outra coleção pornográfica clássica foi produzida no fim do século XVI por Agostino Carracci (1557-1602). *Os amores dos deuses,* gravada por Marc-Antoine Raimonde em 1602, representa os deuses greco-romanos em cenas de sexo explícito com detalhes incrivelmente reais. A coleção de Carracci, modelo para as gravuras eróticas dos séculos seguintes, sobrevive até hoje.

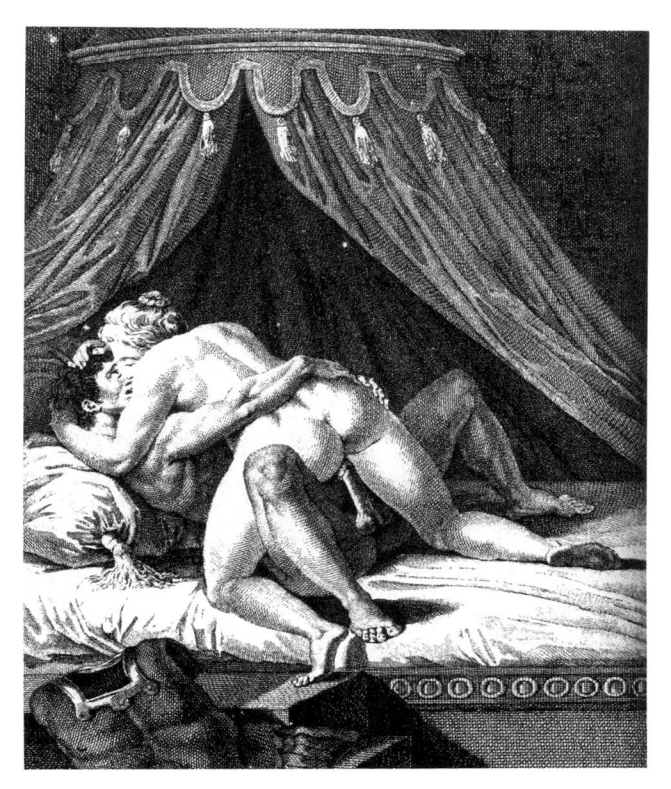

Marte e Vênus, Os amores dos deuses, *1602*

Crítica social

A pornografia, apesar de ser tão antiga quanto a própria humanidade, só se tornou consistente após a introdução da mídia de massa. Foi só no século XVII que as primeiras obras pornográficas começaram a circular. Eram livros, muitas vezes ilustrados, publicados geralmente em Amsterdã e contrabandeados para o restante da Europa. Durante o Iluminismo, os livre-pensadores começaram a usar a pornografia como forma de crítica social.

Sexo e política

As sátiras pornográficas sobre a monarquia da França – retratando frades copulando com freiras, nobres violando mulheres do povo e damas satisfazendo sua lascívia com criados – tiveram papel relevante no fermento da Revolução Francesa. Aqui, a obscenidade da nobreza foi exagerada e usada como propaganda política.

Mensalão

Curiosamente, a indústria pornográfica foi fundada por um grupo de políticos radicais, na Inglaterra da década de 1840, para patrocinar suas campanhas políticas. O movimento radical acabou naufragando, mas os editores, gráficos e livreiros continuaram a explorar esse lucrativo filão.

Apetite voraz

O século XIX assistiu a uma produção de material pornográfico muito maior do que se possa imaginar. Em 1874, só o estúdio Pimlico, de Henry Hayler, um dos mais proeminentes produtores de pornografia da época, dispunha de 130.248 fotografias. Longe de vitorianas, as cenas retratavam praticamente todas as fantasias sexuais.

Clandestinos

Apesar de a indústria pornográfica do século XIX ser muito eficiente – com daguerreótipos, fotografias e lanternas mágicas (uma espécie de projetor de *slides*) –, a obtenção do material produzido não era tão simples, pois era ilegal. Comprar itens pornográficos naquela época equivalia a comprar drogas hoje.

Pioneiros

Os filmes pornográficos são quase tão antigos quanto o próprio cinema. O filme desse gênero mais antigo que se conhece é francês e foi feito em 1908.

Marco profundo

O filme que se tornou marco da pornografia – a ponto de legitimá-la perante o grande público – é *Garganta profunda*. Produzido com dinheiro da máfia (meros 22.500 dólares), foi visto por mais de 10 milhões de pessoas só nos Estados Unidos. Além de produzido, foi distribuído pela *Cosa Nostra*, e rendeu aos chefões a bagatela de 600 milhões de dólares. *Garganta profunda* deve seu sucesso a Linda Lovelace (1949-2002), atriz cuja habilidade no sexo oral fez dela a mais famosa estrela pornô de todos os tempos. A "trama" foi escrita, produzida e dirigida em torno dessa filha de um policial católico nova-iorquino. Linda foi levada por seu marido (que, entre outras coisas, a havia introduzido nas drogas) a fazer o filme. Além de *Garganta profunda*, estrelou outros filmes, até deixar a indústria do sexo, em 1976. No começo dos anos 1980, Linda arrependeu-se, e escreveu um livro declarando que havia sido forçada pelo marido a atuar naquelas produções. Porém, quem conhecia Linda na sua época de *pornstar* garante que ela fez os filmes com convicção. A atitude de Linda gerou a expressão "síndrome de Linda", usada para designar as madalenas arrependidas da indústria pornô.

Carnuda

Com a legalização da pornografia, logo começaram a surgir as *pornstars*. Uma das primeiras foi a húngara naturalizada italiana Ilona Staller (1951-), a *Cicciolina*, ou "Carnudinha". Cicciolina ganhou enorme popularidade protagonizando cenas tórridas. Ela chegou a se eleger para o Parlamento italiano. Algumas vezes, pontuou seus discursos com um dos números que encenava em seus filmes. Nessas ocasiões, Cicciolina urinava no plenário.

Prós...

A legalização da pornografia, ao contrário do que se pensava, fez cair consideravelmente os crimes sexuais contra as mulheres. Os defensores do sexo intermediado sustentam que a pornografia exerce um papel útil na sociedade, ao promover a satisfação de desejos que, de outra forma, ficariam reprimidos.

... E COnTRAS

As feministas estão divididas com relação ao papel da mulher na pornografia. Um grupo, liderado por autoras como Andrea Dworkin e Catherine MacKinnon, considera a pornografia degradante para a mulher. Essa corrente afirma que a maior parte das expressões pornográficas erotiza o domínio, a humilhação e a coerção do gênero feminino, além de reforçar atitudes culturais que contribuem para a transformação da mulher em objeto. No entanto, uma onda feminista mais moderna discorda dessa crítica. Para elas, aparecer em filmes pornográficos ou usar pornografia é uma escolha de cada mulher. Trata-se, dizem elas, de uma opção.

PODEROSA

Movimentando bilhões de dólares com cerca de 11 mil títulos lançados a cada ano, a indústria pornográfica é poderosa a ponto de determinar os padrões tecnológicos das novas gerações de produtos eletrônicos. Na década de 1980, por exemplo, a Sony perdeu mercado com seu padrão Betamax porque a indústria pornográfica escolheu lançar suas produções no formato VHS.

PARA todos os gostos

Os gêneros dos filmes pornográficos se dividem conforme a fantasia sexual. Além da chamada *soft porn*, filmes que mostram cenas de sexo não tão explícito, há também o *hard core*, que explora as "taras", das mais comuns às mais impensáveis. São cenas que parecem ter saído de algum dos livros do Marquês de Sade. As variações mais exploradas pelo *hard core* são:

• sexo anal – que pode incluir o ATM, sigla inglesa de *"from ass to mouth"*, isto é, "da bunda para a boca", quando a atriz faz sexo oral no parceiro após ele a ter penetrado no ânus;

• orgia ou sexo grupal – uma modalidade praticada desde a Antiguidade, mas que continua a atrair a atenção dos aficionados;

• dupla penetração – a mulher é penetrada por dois homens ao mesmo tempo, um na vagina e o outro no ânus, ou os dois simultaneamente em alguma dessas vias. Algumas atrizes, mais acrobáticas, consentem até mesmo uma tripla penetração;

• *gang bang* – mais de três homens praticam sexo com uma única mulher ao mesmo tempo. A atriz (e advogada formada em Londres) Annabel Chong, nascida em Cingapura, foi a primeira a bater o recorde, transando com setenta homens durante um período de dez horas. O atual recorde é da britânica Sabrina Johnson, que, durante dois dias, foi penetrada por dois mil homens diferentes. Já a recordista de *gang bang* anal (sim, existe isso também) é a americana Victoria Gives, que durante sete horas entreteve 101 homens dessa maneira. Segundo a própria *pornstar*, ela não usou nenhum tipo de lubrificação artificial;

• coprofilia ou sexo escatológico – um gênero mais raro, quando um dos parceiros tem contato direto com as fezes do outro.

Fluffer

Nos *sets* dos filmes pornográficos circula uma profissional exclusiva, uma espécie de preparadora sexual. A *fluffer* fica atrás das câmeras estimulando por meio, principalmente, de sexo oral e masturbação os atores que irão entrar em cena. Assim, eles sempre entram cheios de virilidade e prontos para a ação. Normalmente, as *fluffers* já atuam ou irão atuar em breve em filmes pornôs.

Pornografia de garotas

Além dos gêneros mais comumente explorados pela indústria do sexo, há também um tipo de pornografia produzida por mulheres para mulheres.

Bizarro

Como os filmes pornográficos exploram fantasias (quase sempre masculinas), cada cultura tem sua expressão característica. No Japão, por exemplo, as produções encenam quase sempre a mesma situação: uma garota "inocente" é molestada por diversos homens, numa espécie de estupro consentido. Muitos filmes retratam mulheres sofrendo e sendo forçadas a fazer sexo. Não é incomum cenas em que vários homens urinam nas vítimas depois de abusar delas.

Amadores

O advento das câmeras de vídeo teve um impacto curioso na indústria pornográfica: à medida que os espectadores começaram a registrar e divulgar suas próprias atividades sexuais, eles passaram de consumidores a produtores. Hoje, um dos gêneros de maior sucesso no cinema pornográfico é o amador, em que casais mandam os registros das suas atuações sexuais para as produtoras.

Tecnologia libertina

O desenvolvimento de câmeras manuais baratas liberou o produtor pornográfico do estúdio, fazendo nascer um gênero particular, a *pornografia gonzo*. Nesse tipo de produção, um cinegrafista sai às ruas em busca de pessoas comuns e as convence de serem filmadas em atos sexuais. Acredita-se que o pioneiro desse gênero tenha sido o produtor Ugly George.

Bibliografia

ANÔNIMO. Pradip and his mother Archana. *Bengali Evening Magazine*. Calcutá, 1999.

_____. (BOYER, Jean Baptiste). *Teresa filósofa*. Porto Alegre: L&PM, 2006.

ARENTINO, Pietro. *Sonetos luxuriosos*. Trad. José Paulo Paes. São Paulo: Companhia das Letras, 2000.

BAKER, Alan. *The secret history of Rome's warrior slaves*. New York: Thomas Dunne Books (St. Martin's Press), 2000.

BATTAN, Jesse F. The 'rights' of husbands and the 'duties' of wives: power and desire in the American bedroom, 1850-1910. *Journal of Family History,* 24 abr. 1999.

BLAIR, Deirdre. *Anaïs Nin: a biography*. New York: Putnam, 1995.

BRUNDAGE, James A. *Law, sex, and Christian society in Medieval Europe*. Chicago: The University of Chicago Press, 1987.

BUENO, Eduardo. *Brasil, uma história*. São Paulo: Ática, 2002.

BURTON, Richard (trad.). *Kama Sutra, Ananga-Ranga, Perfumed Garden:* the classic Eastern love texts translated by Sir Richard Burton. S.l.: Hamlyn, [s.d.].

CALDEIRA, Jorge. *Viagem pela história do Brasil*. São Paulo: Companhia das Letras, 1997.

CAMPBELL, Joseph. *O poder do mito*. São Paulo: Palas Atena, 1992.

COATES, Tim. *Marilyn Monroe:* The F.B.I Files. London: Tim Coates Books, 2002.

COMFORT, Alex: *The joy of sex*. New York: Fireside Book, 1972.

_____. *More joy of sex*. New York: Fireside Book, 1974.

DURANT, Will. *O livro de ouro dos heróis da história*. Rio de Janeiro: Ediouro, 2001.

FOUCAULT, Michel. *História da sexualidade, I: A vontade de saber*. Rio de Janeiro: Graal, 1985.

FREYRE, Gilberto. *Casa grande & senzala*. São Paulo: Global, 2005.

FREUD, Sigmund. *Essentials of Psychoanalysis*. London: Penguin, 1991.

GIDDENS, Anthony. *The transformation of intimacy:* sexuality, love and eroticism in Modern societies. Cambridge: Polity Press, 1992.
GRAVES, Robert. *The Claudius Novels.* London: Penguin Books, 1999.
GRANT, John. *An introduction to Viking Mythology.* London: The Apple Press, 1990.
GUIMARÃES, Ruth. *Dicionário de mitologia grega.* São Paulo: Cultrix, 1996.
HANAWALT, Barbara. *Growing up in Medieval London.* New York: Oxford University Press, 1993.
HILL, Charlotte; WALLACE, William. *Erotica – An illustrated anthology of sexual art and literature.* New York: Carroll & Graf Publishers, 1994.
HITE, Shere. *The Hite report on female sexuality.* New York: Macmillan and Bertelsmann, 1976.
_____. *The Hite report in the family.* London/Munich: Bloomsbury and Droemer-Knauer, 1994.
HYDE, Montgomery. *History of pornography.* London: Heinemann, 1964.
ISRAEL, Jonathan I. *Radical enlightenment – philosophy and the making of Modernity 1650 – 1750.* Oxford: Oxford University Press, 2001.
IWASSO, Simone. Jovem católico apoia camisinha. *O Estado de S. Paulo,* 5 maio 2007.
LAWRENCE, D. H. *Complete Works.* London: Penguin Books, 1997.
_____. *Lady Chatterley's Lover.* London: Penguin Books, 1997.
LYSEBETH, André Van. *Tantra, o culto da feminilidade:* outra visão da vida e do sexo. São Paulo: Summus Editorial, 1994.
NIN, Anaïs. *Pequenos pássaros, histórias eróticas.* Porto Alegre: L&PM, 2005.
OVÍDIO. *A arte de amar.* Porto Alegre: L&PM, 2004.
ORLANDI, Enzo et al. *Mulheres imortais.* São Paulo: Mirador Internacional, 1973.
PLUTARCO. *Alexandre, o Grande.* Rio de Janeiro: Ediouro, 2004.
ROBERTS, J. M. *O livro de ouro da história do mundo.* Rio de Janeiro: Ediouro, 2000.
SADE, Marquês de. *Contos libertinos.* Trad. Plínio Augusto Coelho e Alípio Correia de França Neto. São Paulo: Imaginário, 1997.
SUDO, Philip Toshio. *Sexo zen:* o caminho da plenitude. Rio de Janeiro: Sextante, 2001.
SUETONIO. *The life of the Caesars.* Gutemberg Project.
THORNLEY, G. C.; ROBERTS, Gwyneth. *An outline of English Literature.* Essex: Longman, 1997.
NIETHAMMER, Carolyn. *Daughters of The Earth:* The Lives and Legends of American Indian Women. New York: Touchstone, 1996.
TRESIDDER, Jack. *The Hutchinson Dictionary of Symbols.* Oxford: Helicon, 1997.

VERN, L. Bullough. *Prostitution in the Later Middle Ages:* sexual practices and the Medieval church. Buffalo: Ed. Vern L. Bullough and James Brundage, Prometheus Books, 1982.
VIDAL, Gore. *Creation*. New York: Vintage Books, 2002.
VINCI, Leonardo da. *Anotações de Leonardo da Vinci por ele mesmo*. São Paulo: Madras, 2004.
WALTON, Irene. *Sexuality and motherhood*. England: Books for Midwives Press, 1994.
WIED-NEUWIED, Maximiliano von. *Viagem ao Brasil do Príncipe Maximiliano von Wied-Neuwied*. Petrópolis: Biblioteca Brasiliana da Robert Bosch GMBH, Kapa Editorial, 2001.
WOLOCH, Nancy. *Women and the American experience*. Boston: McGraw-Hill, 2000.
DE FIORE, Elizabeth et al. *Enciclopédia Nosso Século*. São Paulo: Abril Cultural, 1988. V. I-III.
DUBY, Georges et al. *História da Vida Privada*. São Paulo: Companhia das Letras, 1990. V. I-IV.

Artigos e livros eletrônicos da internet, acessados nos seguintes sites *(Pesquisas realizadas entre setembro, outubro, novembro de 2006; abril, maio, agosto e setembro de 2007):*

- http://www.brown.edu/Departments/Italian_Studies/dweb/society/sex/prostitution.shtml
- http://www.fordham.edu/halsall/source/abelard-sel.html
- http://us.penguingroup.com/static/rguides/us/story_of_my_life.html
- http://users.dickinson.edu/~emery/sketch.htm
- http://www.bbc.co.uk/history/society_culture/society/pleasure_03.shtml
- http://www.bbc.co.uk/radio4/history/pompeii.shtml
- http://www.dec.ufcg.edu.br/biografias/ValeriaM.html
- http://cr.middlebury.edu/public/russian/Bulgakov/public_html/messalina.html
- LANGER et al. *A psychological analysis of Adolf Hitler, his life and legend*. In: http://www.thesmokinggun.com/archive/hitleross5.html
- http://www.rio.rj.gov.br/rio_memoria/1910_texto.htm
- http://www.bibvirt.futuro.usp.br/index.php/content/view/full/1877
- http://kinseyinstitute.org/research/ak-data.html
- http://www.cdc.gov/stdconference/2006/media/day2.htm
- http://www.hite-research.com/

GRÁFICA PAYM
Tel. (011) 4392-3344
paym@terra.com.br